GU.E.P.A.R

GUide d'Échographie Pratique en Anesthésie-Réanimation

Anesthésie locorégionale

François BART
avec la collaboration d'Élisabeth GAERTNER

Arnette

ISBN : 978-2-7184-1363-1

Éditions John Libbey Eurotext
127, avenue de la République
92120 Montrouge

John Libbey Eurotext Limited
42-46 High Street
Esher
KT109QY
United Kingdom

Éditrice : Alix Thimiakis-Garcia

SOMMAIRE

I GÉNÉRALITÉS EN ANESTHÉSIE LOCORÉGIONALE ÉCHOGUIDÉE

1 • Principes physiques de base de l'échographie et du Doppler 7
2 • Réglages de l'échographe 9
3 • Acquisition et optimisation de l'image 17
4 • Techniques de ponction et hydrodissection 26
5 • Neurostimulation associée 31
6 • Asepsie 32
7 • Règles pratiques de ponction 34
8 • Anesthésiques locaux et toxicité systémique 35

II BLOCS ÉCHOGUIDÉS DU MEMBRE SUPÉRIEUR

1 • Systématisation nerveuse du membre supérieur 39
2 • Recommandations pour les blocs plexiques du membre supérieur 40
3 • Bloc interscalénique (BIS) 42
4 • Bloc supraclaviculaire (BSC) 47
5 • Blocs axillaire (BAX) 49
6 • Blocs au coude (radial, ulnaire et médian) 53
7 • Blocs au poignet (ulnaire et médian) 59

III BLOCS ÉCHOGUIDÉS DU MEMBRE INFÉRIEUR

1 • Systématisation nerveuse du membre inférieur 64
2 • Recommandations pour les blocs plexiques du membre inférieur 66
3 • Bloc du nerf fémoral 67
4 • Bloc du nerf cutané latéral de la cuisse 70
5 • Bloc du nerf saphène 72
6 • Bloc du nerf sciatique (sous-glutéal, mi-cuisse et poplité) 75

IV BLOCS DU TRONC

1 • TAP Bloc et bloc des grands droits 87
2 • Bloc paravertébral 92
3 • Bloc pectoral 95
4 • Repérage échographique du rachis 98

INTRODUCTION

Ce guide a été conçu pour faciliter l'apprentissage de l'anesthésie locorégionale au plus près du patient.

Il est utile de disposer de rappels anatomiques ou d'images échographiques de référence lorsqu'on débute en anesthésie locorégionale. Cette aide doit être immédiatement disponible et assister l'opérateur alors même qu'il fait son repérage échographique sur le patient.

C'est dans cet esprit que ce guide a été réalisé. Il reprend les connaissances générales indispensables en anesthésie locorégionale (fonctionnement de l'appareil d'échographie, optimisation des images, procédure pratique pour une ALR, neurostimulation associée), puis les principaux blocs pour le membre supérieur, le membre inférieur et le tronc.

Pour chaque bloc, plusieurs exemples sont présentés avec une image échographique brute qui correspond à la réalité quotidienne et une photo colorisée et légendée pour faciliter la compréhension.

J'espère que ce livre accompagnera les médecins en cours de formation ou de perfectionnement en ALR.

Maintenant c'est à vous de jouer.

François Bart
Anesthésiste-réanimateur,
groupe hospitalier universitaire Saint-Louis Lariboisière Fernand-Widal

Un clin d'œil à Domitille qui a participé à l'élaboration des premières ébauches.

Merci à Elisabeth Gaertner qui a permis à cet ouvrage de sortir de l'ombre, à son œil d'experte avertie pour ses remarques constructives.

Une pensée pour ceux qui m'ont fait découvrir l'ALR et grâce à qui beaucoup de choses ont été possibles : P. Courivaud, J.M. Guilbert, B. Cassetto, C. Laigle et F. Mirre.

PRÉFACE

Écrire un édito… que j'intitulerai : « Merci François ! »

Page blanche, et blanche encore, envie d'écrire de longues phrases mais peu de place alors on cherche…
Partie dans les P, n'en demandez pas la raison : **p**etit format, **p**oche, **p**hotos, **p**lanches, **p**ratique, **p**raticien, **p**édagogue…

Et… souvenir : une de mes **p**remières rencontres avec François où, curieuse, je m'enquiers de ce qu'il tient caché sous son bras. Il hésite à me montrer… des dessins et photos reliés « pour apprendre les blocs simples aux internes » finit-il par bougonner dans sa barbe de lendemain de garde.
J'aurais rêvé de disposer d'un tel mémo pour passer de la neurostimulation à l'échographie ! C'était il y a dix ans, époque de la neige dans le brouillard, sans outil d'apprentissage, les coupes échographiques des articles de Vincent Chan disposées sous l'échographe.
Réaction immédiate : « Il faut que tu le fasses éditer ! »

Quelques mois plus tard, le voilà ce petit livre dont j'aurais rêvé il y a dix ans.

Merci à François et ses amis pour ce GUEPAR…
Malgré le travail clinique éreintant, voilà un bonhomme qui « croque » pendant les interventions, les soirs et lendemains de garde, enregistre des coupes, reprend et finalise encore et encore !
Merci aux « mannequins » qui ont prêté leur corps sveltes pour les recaptures d'images ; ils ont peut-être un peu souffert mais avec de grands sourires !

Jeunes et moins jeunes auront ce guide en poche, en salle d'op, aux urgences, ou encore dans les camions du SAMU, j'en suis persuadée.

Nous aimerions les retrouver ensuite pour un volume 2 consacré à des blocs plus spécialisés et un volume 3 sur… surprise !

Elisabeth Gaertner

I

GÉNÉRALITÉS EN ANESTHÉSIE LOCORÉGIONALE ÉCHOGUIDÉE

1 • PRINCIPES PHYSIQUES DE L'ÉCHOGRAPHIE

Principes physiques de transduction électromécanique

- **Ultrasons** : vibrations mécaniques inaudibles (homme) de 2 à 18 MHz en médecine
- Sonde échographique : émetteur/récepteur d'ultrasons (US)
- **Transduction électromécanique : piézo-électricité**
  - céramique piézo-électrique générant une vibration mécanique à partir d'une énergie électrique = émission
  - transformation des US réfléchis en un signal électrique = réception
  - transformation du signal analogique des US en signal numérique

Mécanismes d'atténuation

Réflexion	Interaction US avec interface	Permet de voir les **contours**
Diffusion	Interaction US avec « petit obstacle »	Permet de visualiser le **contenu**
Absorption	Dégradation de l'énergie acoustique en énergie thermique par relaxation visqueuse et chimique	Production de chaleur

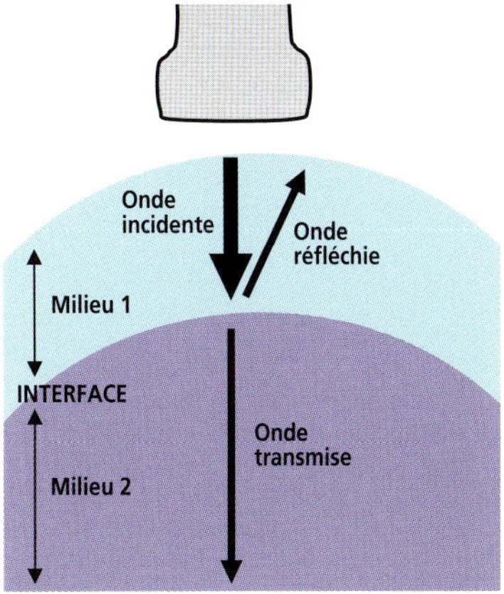

Intensité de la **réflexion US** proportionnelle à la différence d'impédance de 2 tissus contigus : réflexion maximale pour interface tissu mou/air

US réfléchis par les tissus : Contour blanc + cône noir : **tissu hyperéchogène**
US traversant les tissus : Contenu noir : **tissu trans-sonore ou anéchogène**
US partiellement réfléchis : Contour et contenu : **tissu hypoéchogène, ± hétérogène**

1 • PRINCIPES PHYSIQUES DU DOPPLER

Principes physiques du Doppler

- Repose sur la **différence de fréquence de la longueur d'onde** de l'US reçu après avoir rencontré une cible en mouvement. (F_R : fréquence réception)
- Cibles fixes : $F_R = F_E$ (F_E : fréquence émission)
- Cibles mobiles : $F_R = F_E + \Delta F$
  - longueur d'onde plus longue si éloignement de la sonde
  - longueur d'onde plus courte si rapprochement de la sonde
- Importance de l'angle : $\Delta F = 2V\, FE \cos \Theta / C$

(V : vitesse de la cible, C : constante de vitesse des US dans le tissu, Cos Θ : angle du faisceau)

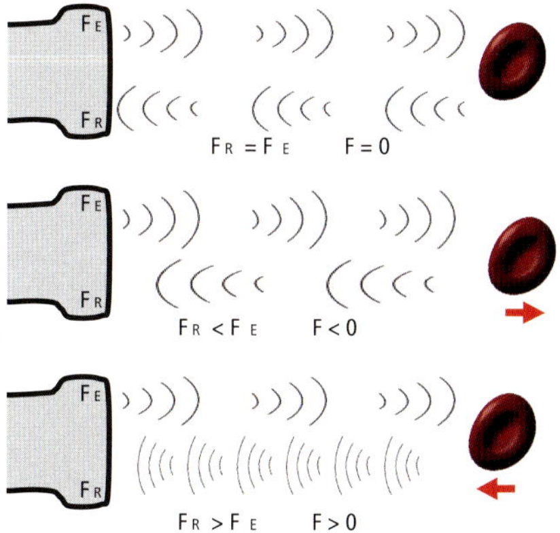

Couleur par convention

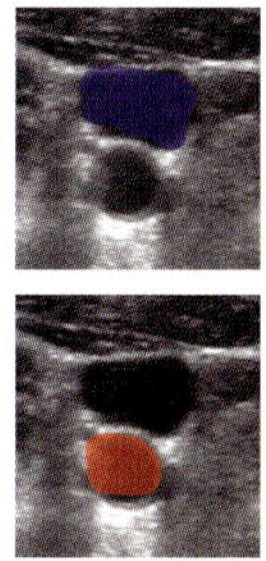

Deux modes de Doppler

Continu	Émission des US et analyse de la fréquence réfléchie **en continu**	• Spectre des vitesses de toutes les zones traversées • Permet d'analyser des **flux à haute vélocité** • Moins bonne localisation du flux
Pulsé	Émission et réception **en alternance** Réglage de la période de pulsation permettant de sélectionner la profondeur de la zone explorée	• **Localisation précise de la profondeur** de la zone explorée • Ne permet pas l'analyse de flux à haute vélocité

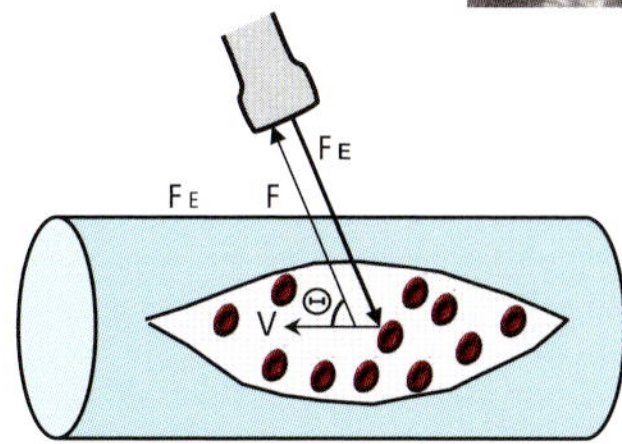

I 2 • RÉGLAGES DE L'ÉCHOGRAPHE - Exemple du Logiq E™ de General Electric

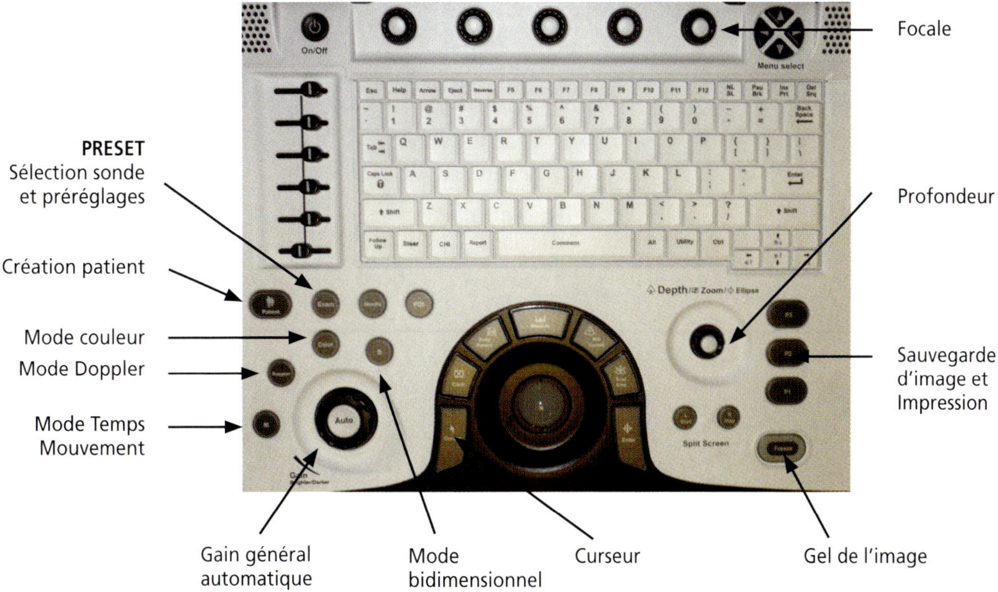

2 • Choix de la sonde (fréquence) : pour l'ALR de 2 MHz à 18 MHz

Sondes linéaires 6-18 MHz	• Haute fréquence • Faible pénétration • Bonne résolution spatiale	Superficie à 6 cm	Tissus mous, organes et structures de surface
Sonde linéaire 10-22 MHz (canne de golf)	• Haute fréquence • Très faible pénétration • Haute résolution spatiale	Superficie à 2 cm	Structures superficielles
Sondes convexes 2-5 MHz	• Basse fréquence • Bonne pénétration • Résolution spatiale moyenne	6-15 cm	Structures profondes

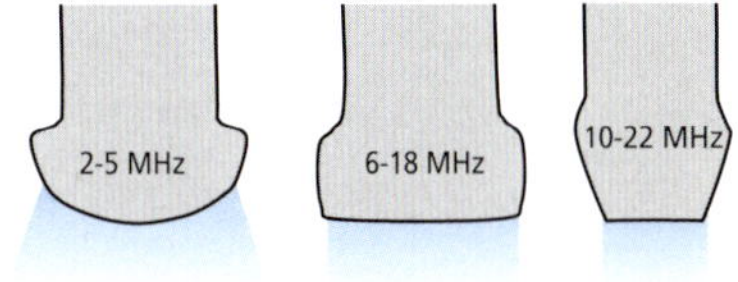

Sonde 2-5 MHz

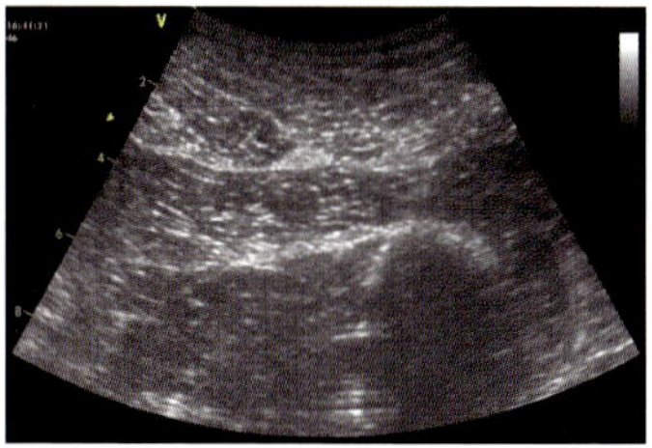

Sonde 6-18 MHz

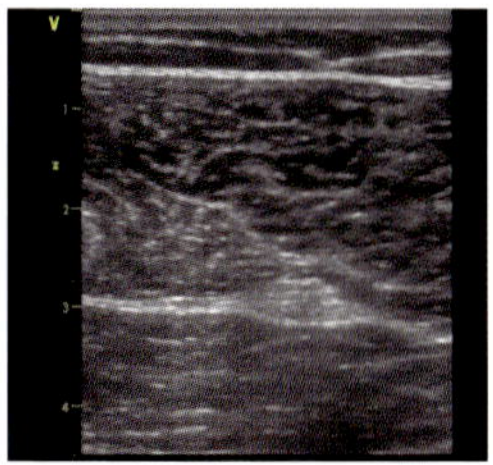

Sonde 10-22 MHz

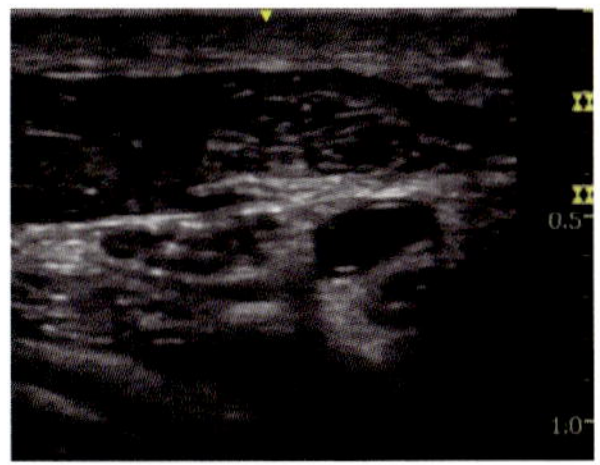

Nerf sciatique au niveau sous-glutéal

Nerf ulnaire au poignet

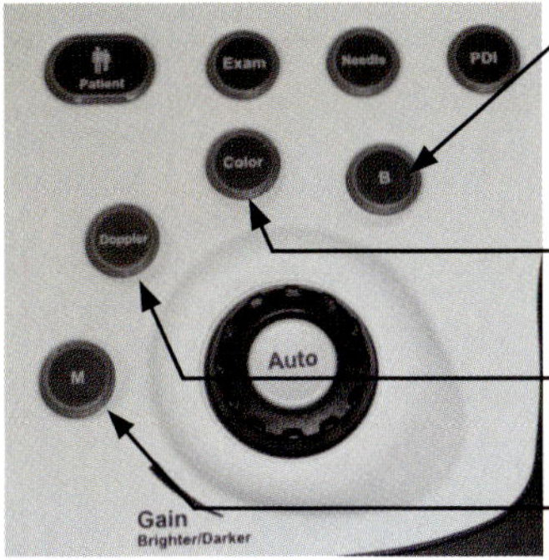

Mode 2D	Codage échelle de gris selon un plan de coupe des ultrasons réfléchis par les tissus. Balayage couvrant un angle de 90°, reconstruction dynamique en temps réel.
Mode Doppler couleur CF	Permet d'encoder le flux sanguin pour obtenir une couleur. Identification des vaisseaux : rouge = vers la sonde, bleu = s'éloigne de la sonde. L'intensité de la couleur est proportionnelle à la vitesse mesurée.
Mode Doppler pulsé PW	La sonde fonctionne comme émetteur et récepteur, et permet d'analyser un flux à une profondeur précise.
Mode M (mouvement)	Représente la distance des structures d'un seul faisceau d'ultrasons en fonction du temps.

2 • Sélection d'une sonde

⚠ **Attention !**

Pour sélectionner les sondes à partir d'un commutateur central, l'échographe doit être **branché** sur le secteur dans la plupart des cas.

1) Bouton PRESET

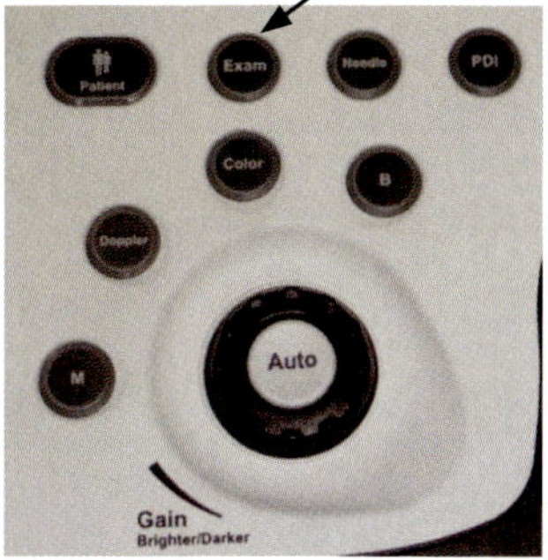

2) Sélection de la sonde linéaire 12 MHz

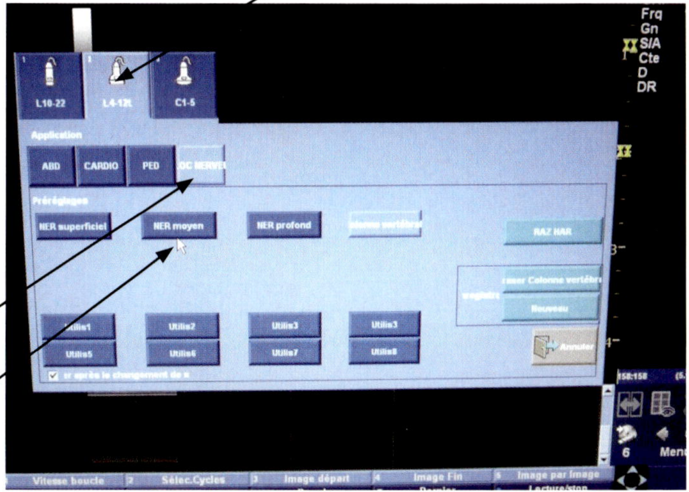

3) Sélection de l'application bloc nerveux

4) Sélection du préréglage adapté

2 • Réglage de la profondeur

Profondeur	Déterminée par la profondeur de la structure à observer. Dépend du type de sonde utilisée (linéaire ou convexe).

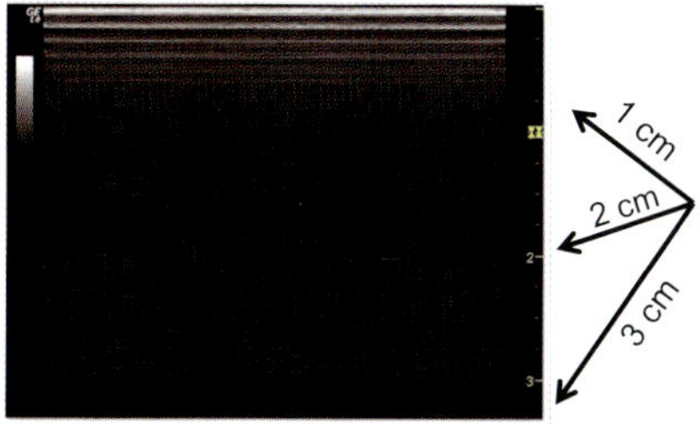

Bouton réglage profondeur
Profondeur en cm

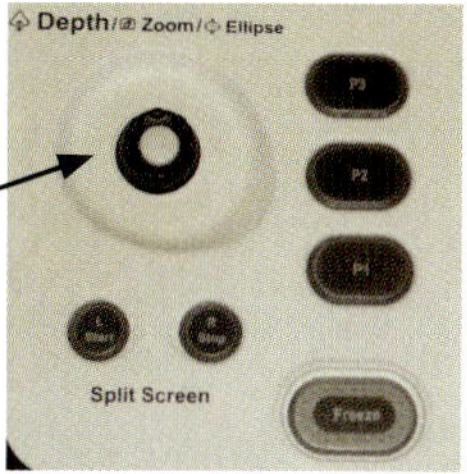

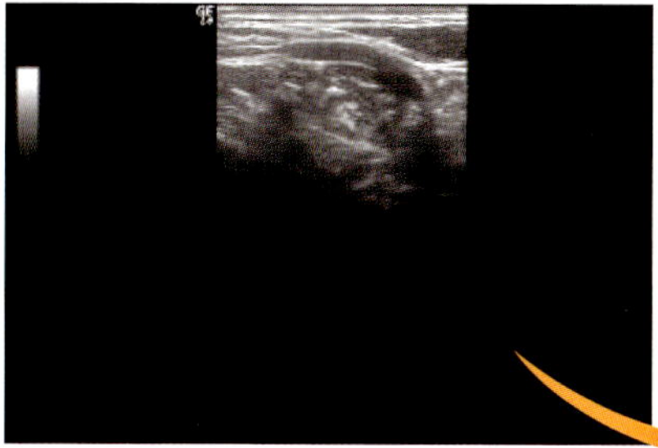

Effet du réglage
de la profondeur

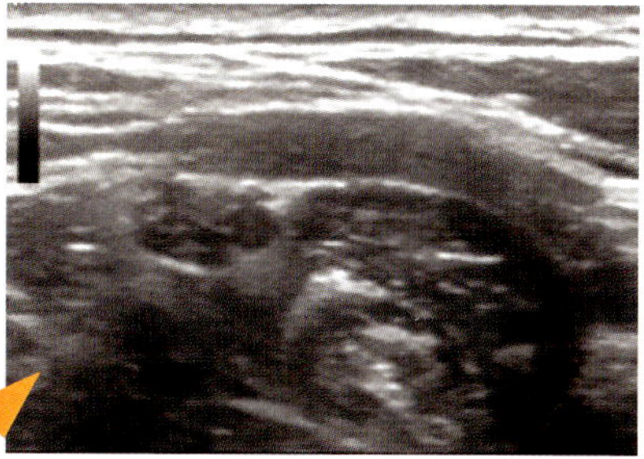

I 2 • Réglage de la focale

Focale	Permet de faire converger les US vers une zone de coupe précise.

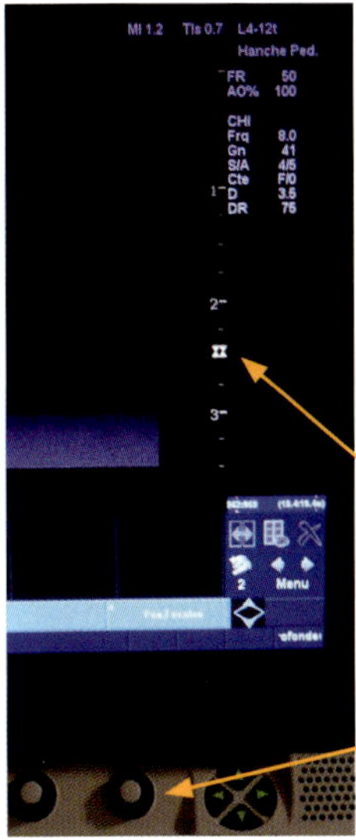

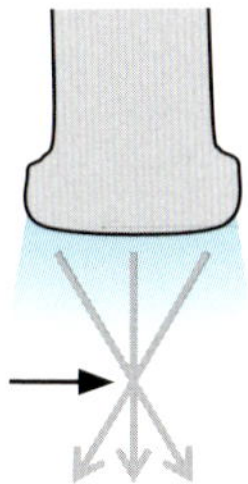

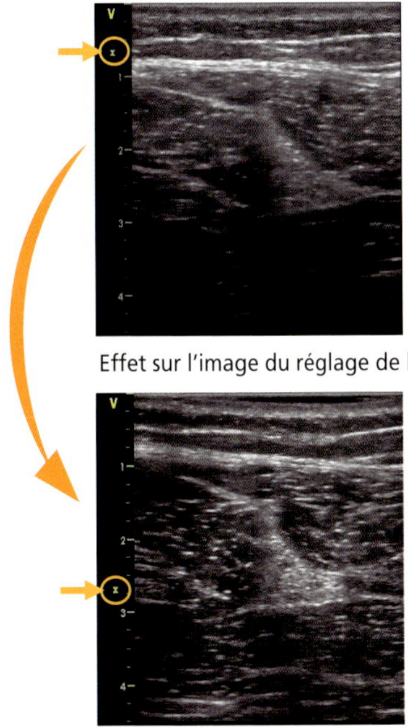

Effet sur l'image du réglage de la focale

I 2 • Réglage du gain

Gain	Puissance d'émission acoustique (= énergie transmise au patient). Permet de régler la brillance de l'image à l'écran. 2 types : le gain général et le gain modulable par zone.

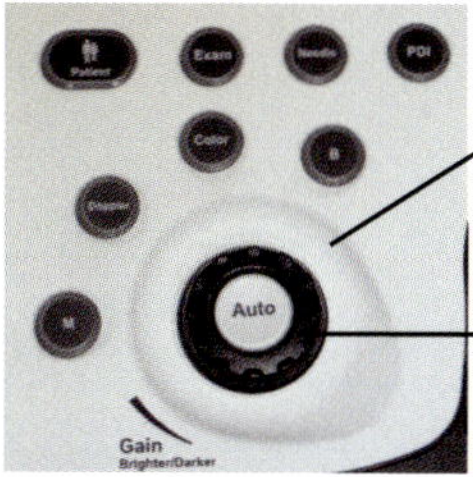

Gain général

Réglage du gain général en tournant le bouton, il n'existe pas de valeur optimale

Gain général automatique

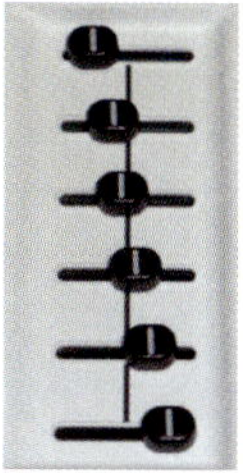

Gain étagé

Ajustement du gain selon la profondeur, permet d'obtenir une brillance homogène sur l'ensemble de l'image

Le premier curseur règle le gain à la surface, le dernier est le plus profond

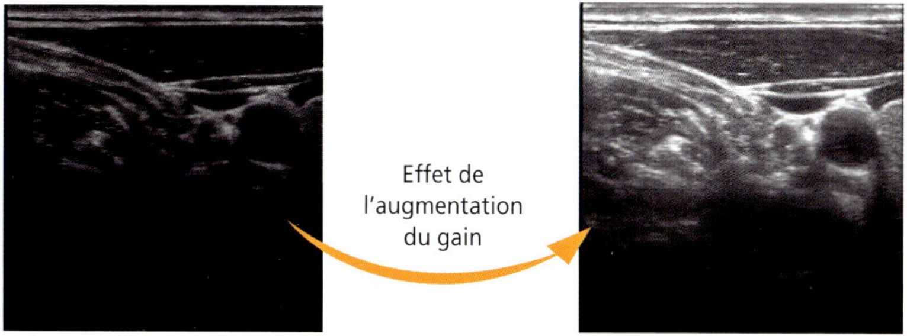

I 2 • Doppler couleur

Le mode Doppler couleur permet l'identification des vaisseaux.
Par convention, le flux dirigé vers la sonde est rouge, celui fuyant la sonde est bleu.
Le Doppler pulsé permet d'identifier les artères (flux pulsatile) et les veines (flux continu).

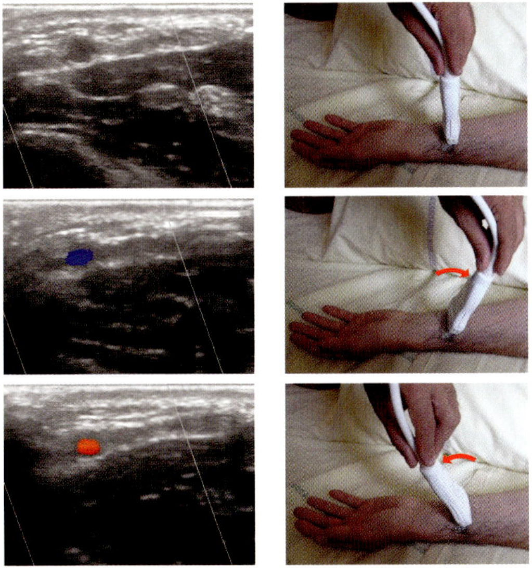

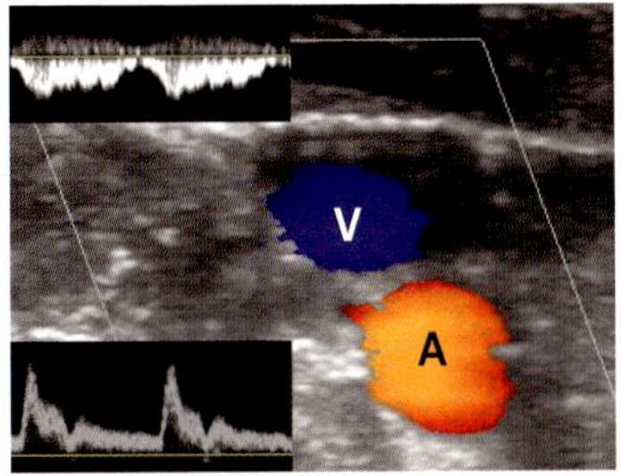

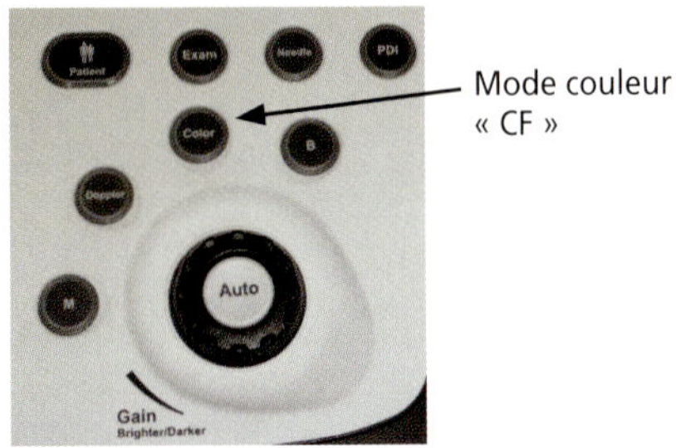

I 3 • ACQUISITION ET OPTIMISATION DE L'IMAGE

Les trois mouvements élémentaires de la sonde d'échographie

Translation

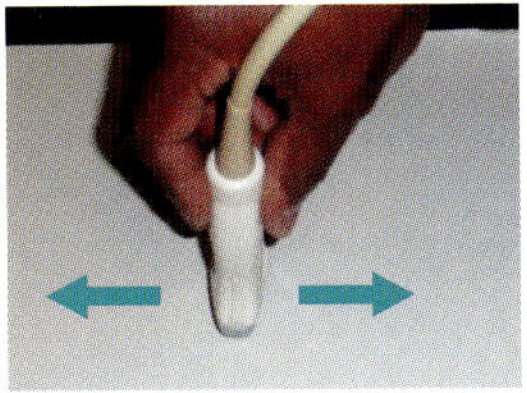

Rotation

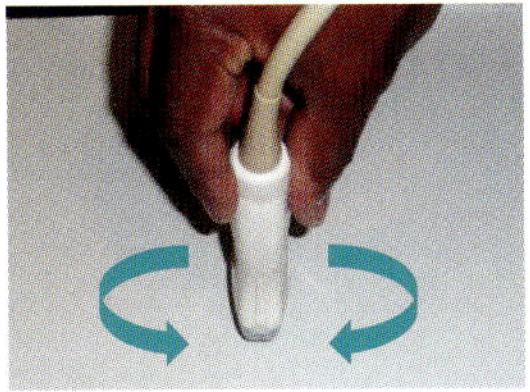

Inclinaison

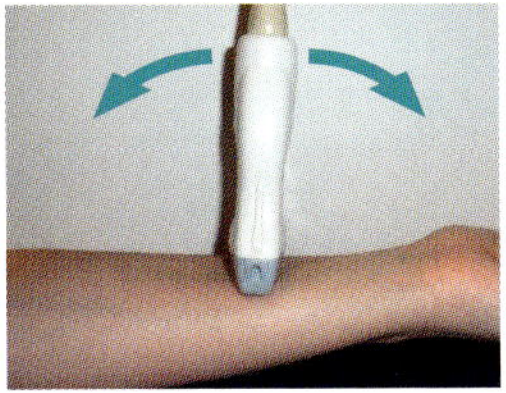

Décomposition du mouvement

Translation	Faire l'état des lieux : rechercher structures vasculaires, os, muscles et nerfs Technique de l'ascenseur ⇨ **analyse dynamique** Rechercher la zone d'intérêt optimale (profondeur à 1 cm sous la zone cible)
Rotation	Améliorer le plan de coupe idéal pour visualiser les nerfs et les structures nobles environnantes **Plan de coupe optimal**
Inclinaison	Améliorer l'anisotropie : « allumer les structures » ⇨ **netteté**
Pression	Éviter la pression sur la sonde, ne pas écraser les vaisseaux
Alignement	Repérage de la distance avec le nerf
Oscillation	Suivre le biseau
Doppler	Dépister les flux (sur le trajet)

→ **Profondeur idéale**

→ **Focale adaptée sur la cible**

→ **Gain optimal**

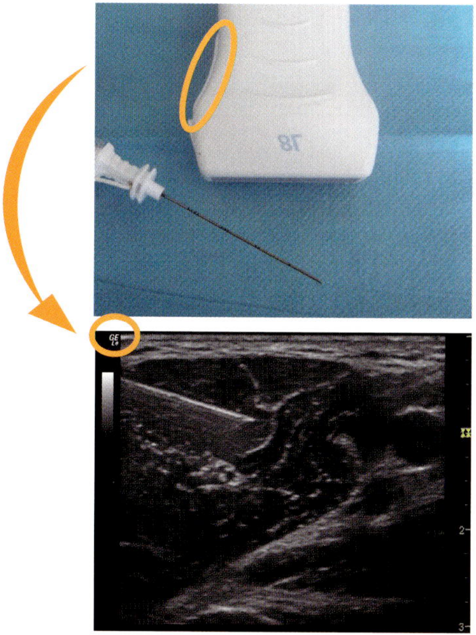

Repérage à l'écran

- Signe distinctif sur le côté de la sonde correspond au logo sur l'écran
- Permet de repérer la droite de la gauche
- La superficie est en haut de l'écran
- La profondeur (à distance de la sonde) est en bas de l'écran

Superficie

Profondeur

3 • Identification des nerfs

L'image du nerf dépend de :	• son architecture • la fréquence de la sonde • la distance du nerf par rapport à la sonde	• l'angle de la sonde (anisotropie +++) • la nature des tissus environnants • la quantité de tissu conjonctif

Les fibres nerveuses sont **hypoéchogènes**, le tissu de soutien est **hyperéchogène**.
En **proximal**, le tissu de soutien est rare ⇨ **image hypoéchogène du nerf**.
En **périphérie**, le tissu de soutien est plus présent ⇨ **image en nid d'abeille**.

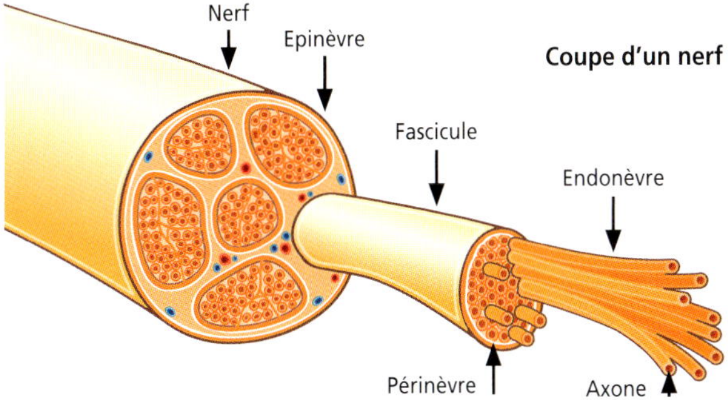

Coupe d'un nerf

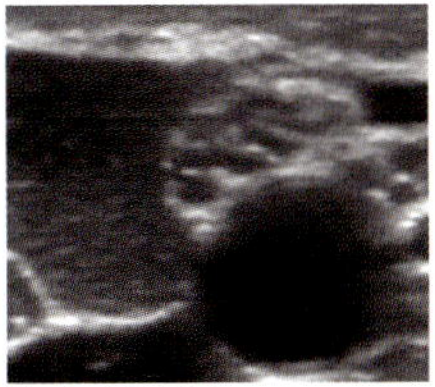

Nerf périphérique :
image typique en nid d'abeille

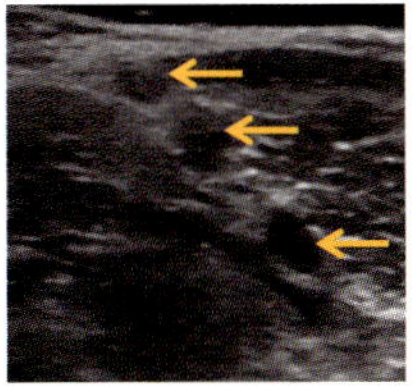

Racine (interscalénique) :
pas de nid d'abeille car peu de tissu conjonctif

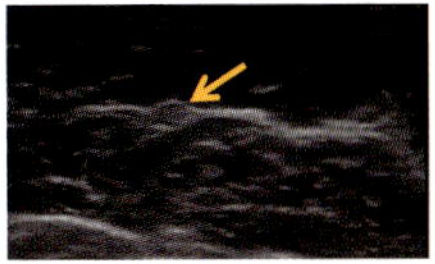

Nerf médian au poignet en coupe transversale

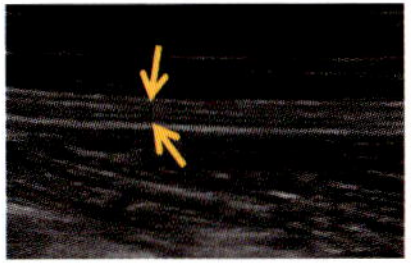

Nerf médian en coupe longitudinale

L'image d'un nerf peut être confondue avec les tendons ou les muscles. En coupe transversale, il n'y a pas de structure qui reste constante sur tout un membre sauf un nerf.

Recherche dynamique : technique de l'ascenseur

3 • Représentation spatiale - Technique de l'ascenseur

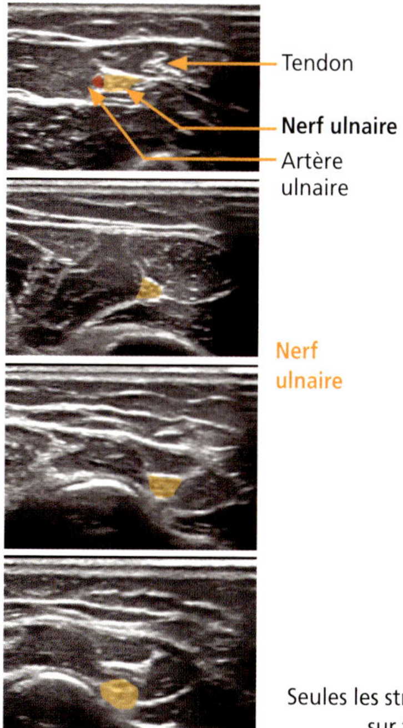

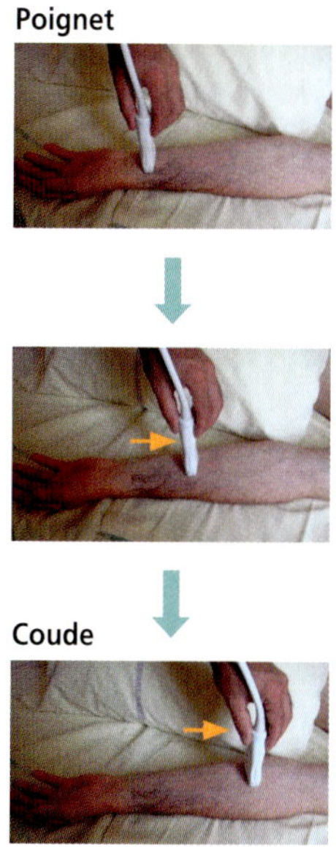

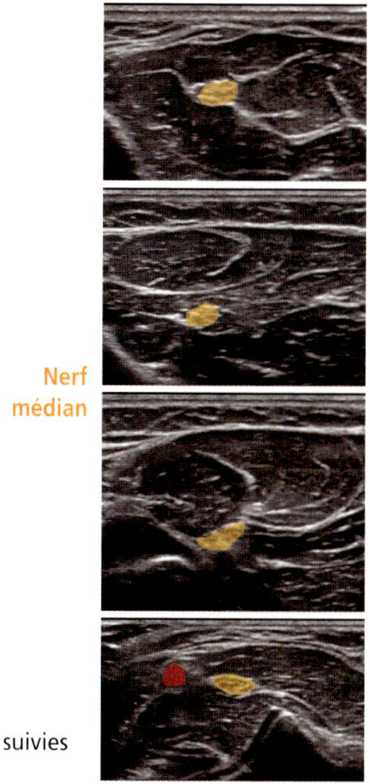

Seules les structures nerveuses peuvent être suivies sur toute la hauteur d'un membre

3 • Anisotropie

Artéfact en rapport avec une variation de l'échogénicité des structures selon l'incidence des ultrasons.
Lié principalement au périnèvre, à l'épinèvre et au tissu conjonctif.
Dépend de la position de la sonde d'échographie.

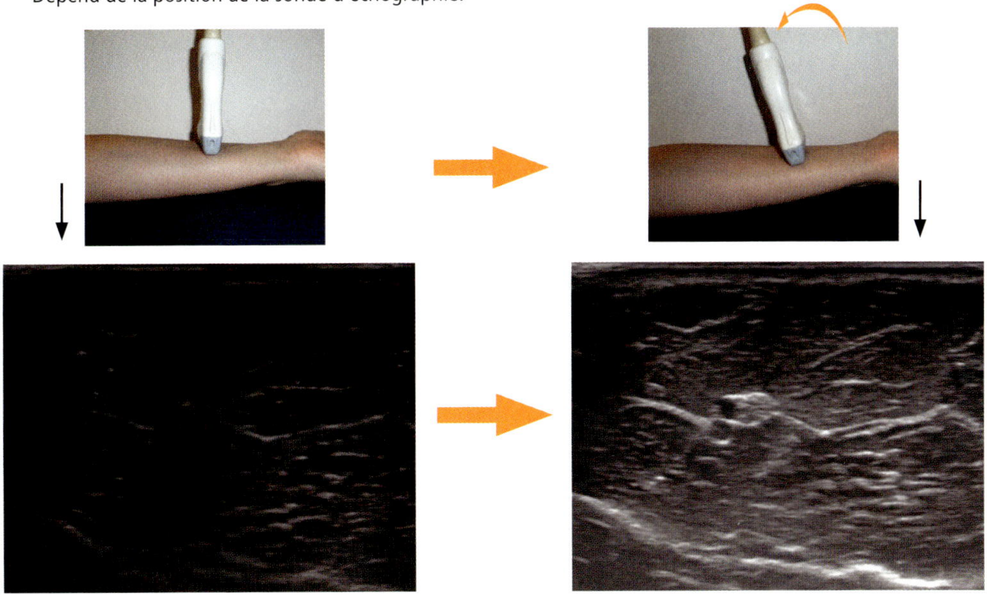

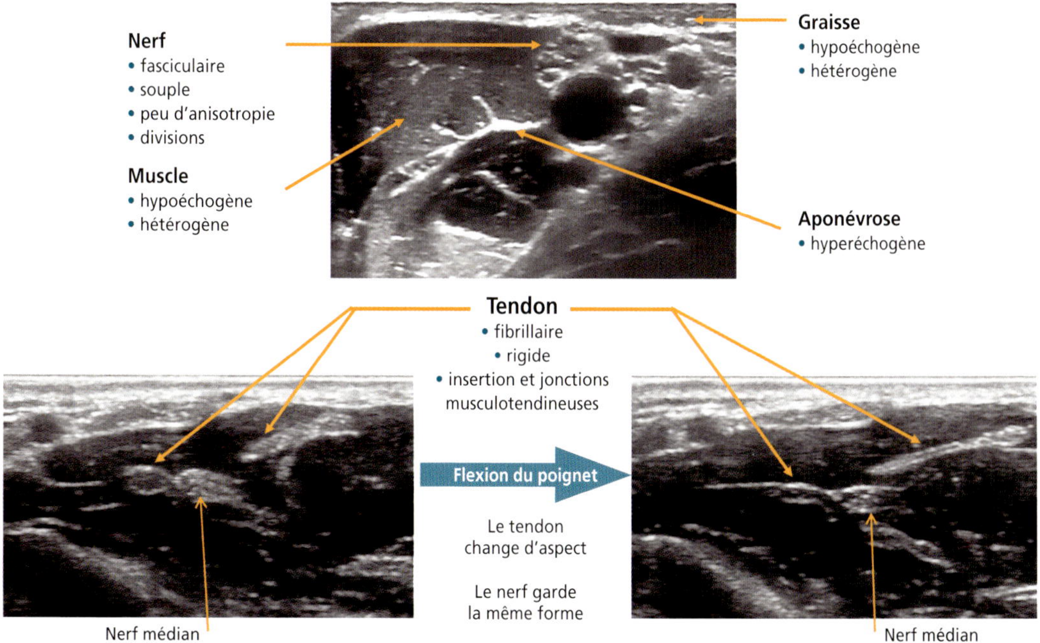
Nerf
• fasciculaire
• souple
• peu d'anisotropie
• divisions
Muscle
• hypoéchogène
• hétérogène
Graisse
• hypoéchogène
• hétérogène
Aponévrose
• hyperéchogène
Tendon
• fibrillaire
• rigide
• insertion et jonctions musculotendineuses
Flexion du poignet
Le tendon change d'aspect
Le nerf garde la même forme
Nerf médian
Nerf médian

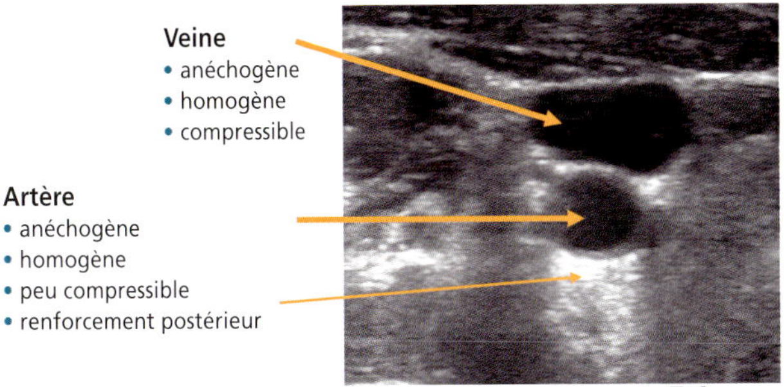

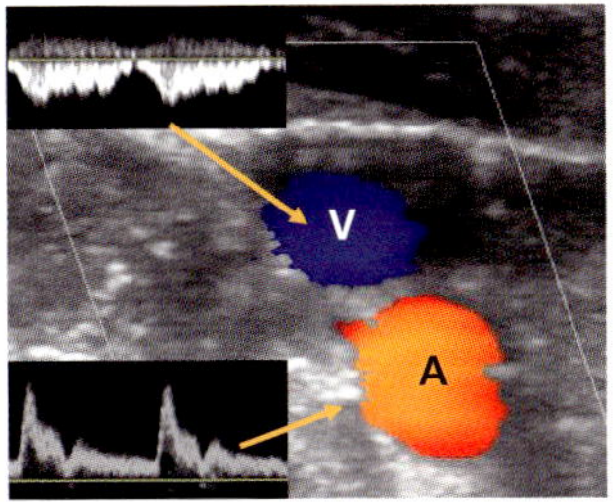

Doppler couleur + pulsé

Au niveau cervical

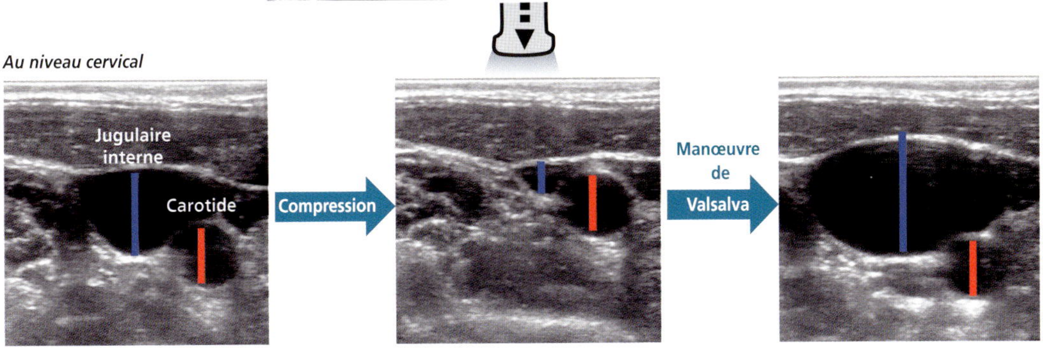

3 • Identification des os et de la plèvre

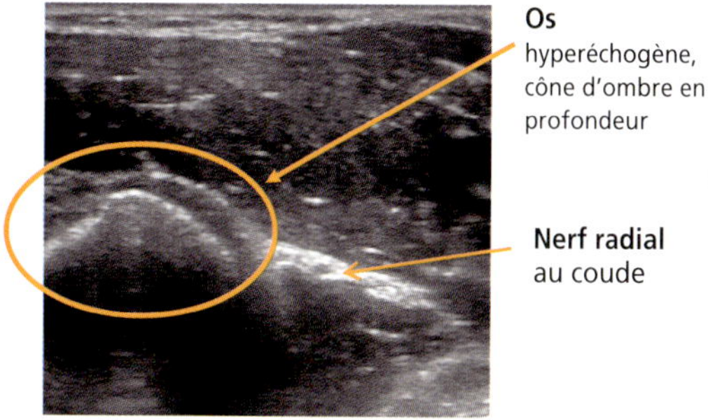

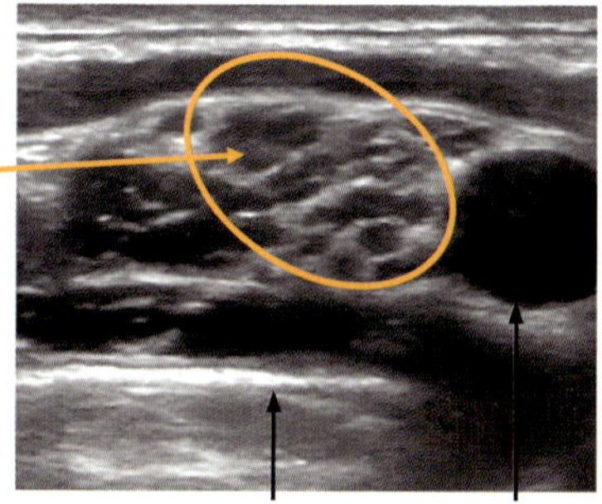

Aspect échographique des apophyses transverses

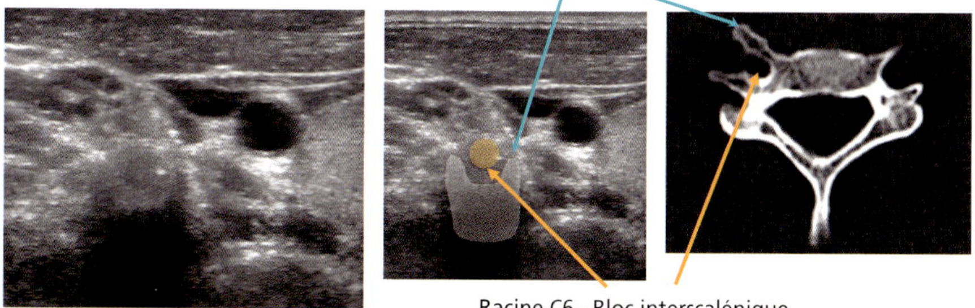

Cône d'ombre

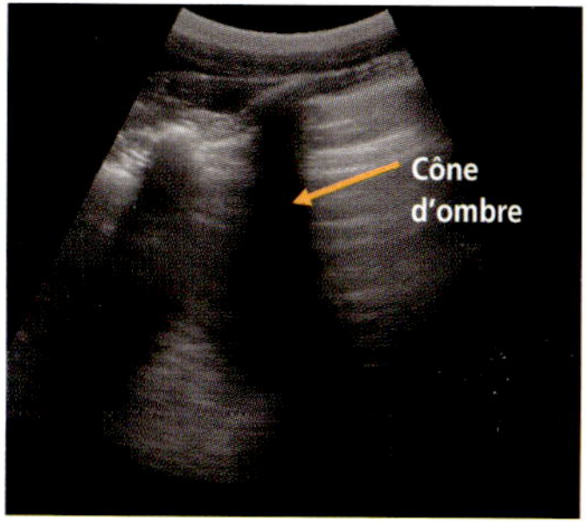

Renforcement postérieur

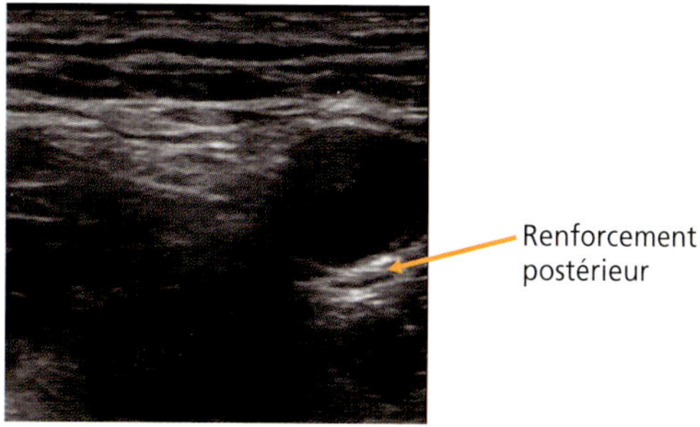

Réfraction

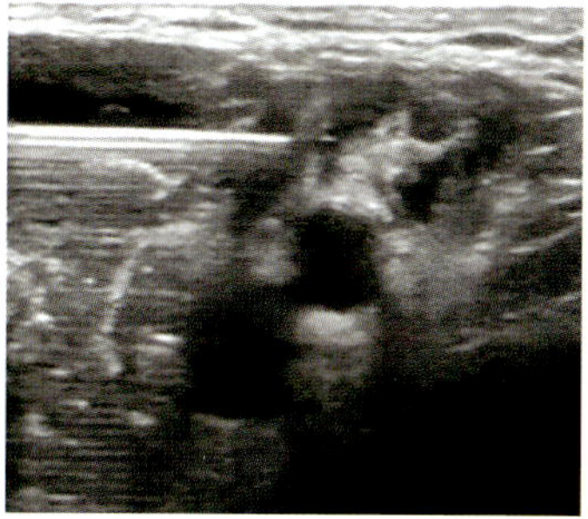

In plane = dans le plan des US	Aiguille dans le plan des ultrasons. Permet de visualiser l'ensemble de l'aiguille, notamment son extrémité. Attention, si le plan des ultrasons et l'aiguille ne sont pas parallèles, la progression de l'extrémité de l'aiguille n'est pas contrôlée.

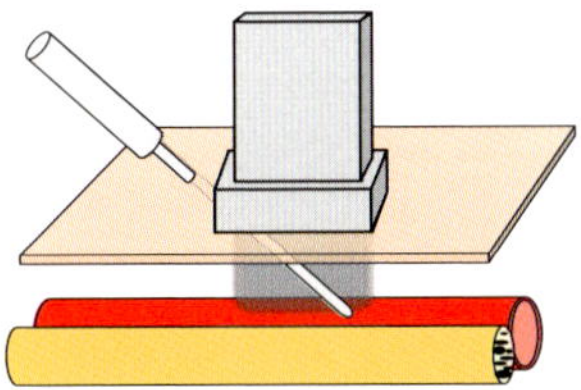

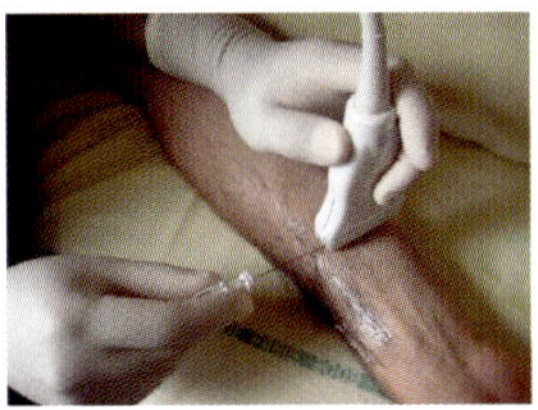

Out of plane = hors du plan des US	Aiguille perpendiculaire au plan des ultrasons. Seul un point hyperéchogène est visualisé. Il est nécessaire de s'aider de l'hydrodissection pour repérer l'extrémité de l'aiguille lors de la progression.

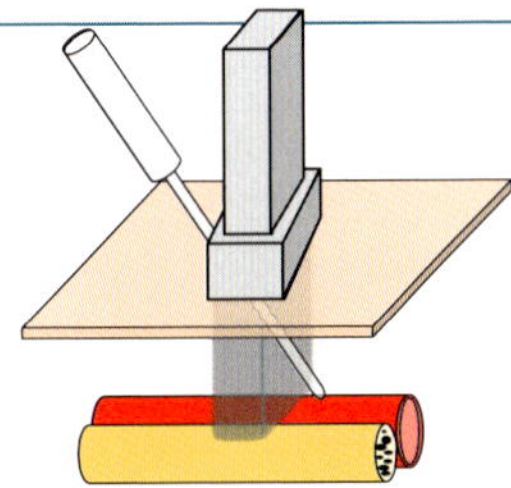

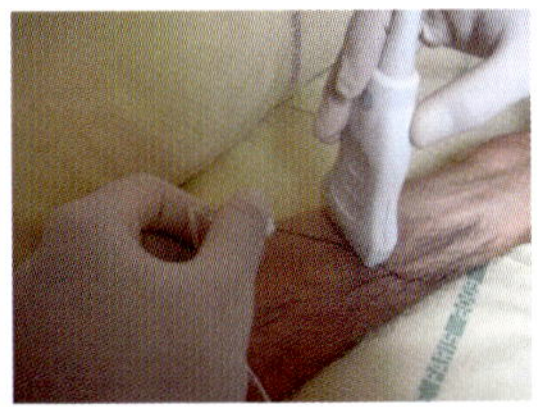

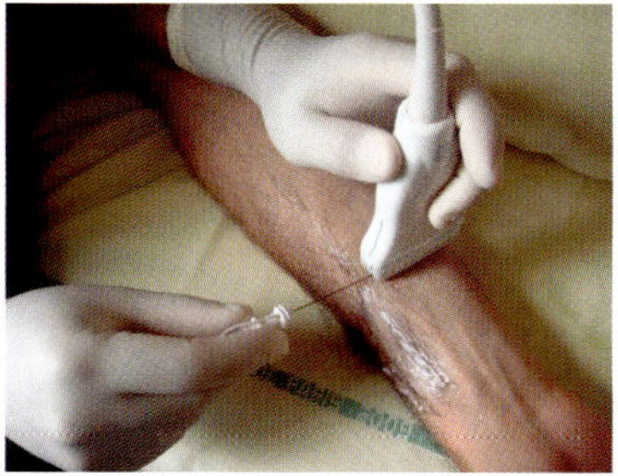

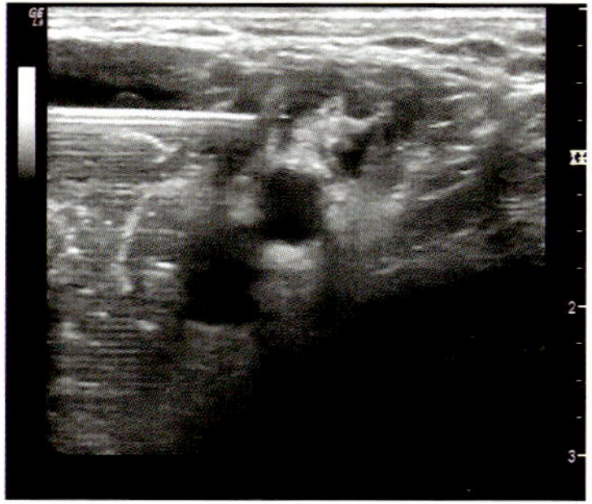

- La technique *in plane* nécessite un alignement parfait de l'aiguille avec le faisceau d'ultrasons pour garantir la visualisation de l'extrémité de l'aiguille.
- Dans le cas contraire, la position de l'extrémité de l'aiguille n'est pas connue : la progression peut être dangereuse.

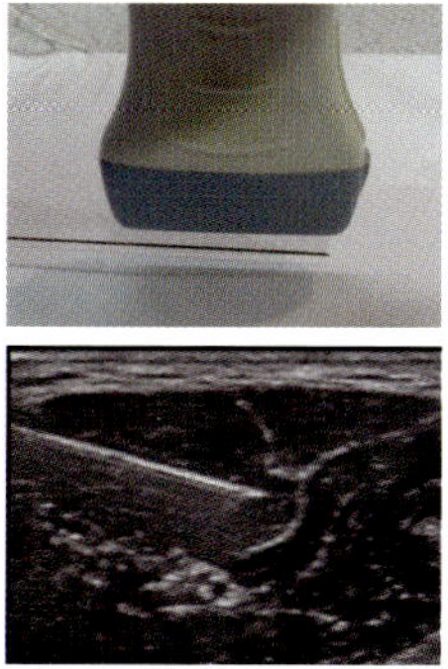

Alignement aiguille/sonde parfait

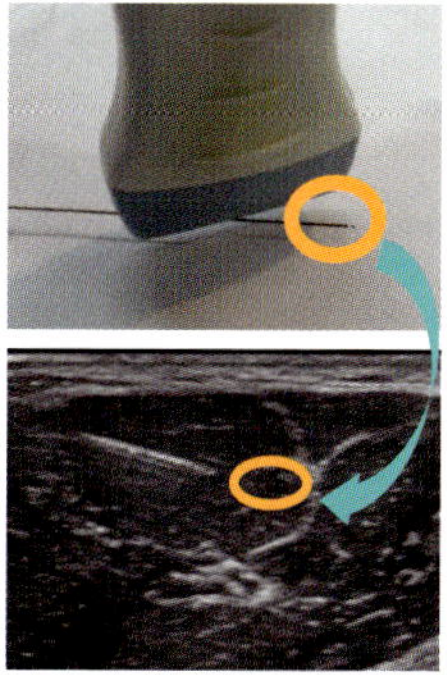

Alignement aiguille/sonde incorrect

4 • Aiguille en dehors du plan ⇨ hydrodissection et hydrolocalisation

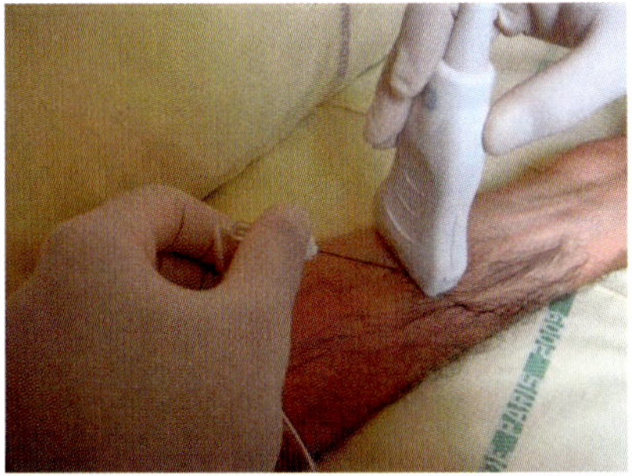

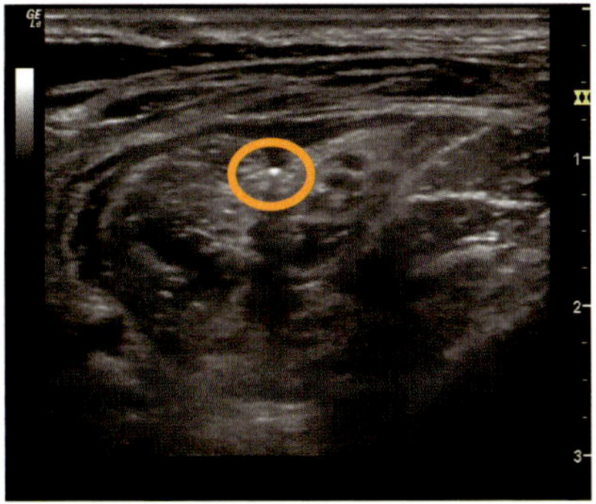

Hydrodissection	L'injection répétée de bolus d'AL ou de NaCl permet d'ouvrir les espaces de diffusion et de faciliter la progression **atraumatique** de l'aiguille. Principe de base de l'ALR échographique. Utile quelle que soit la visualisation de l'aiguille : *in plane* ou *out of plane.* Peut améliorer la visibilité de certains nerfs.

Hydro-localisation	L'injection de bolus d'AL ou de NaCl permet la localisation de l'extrémité de l'aiguille. On visualise directement l'AL ou la déformation des tissus mous. Seule technique permettant le repérage de l'extrémité de l'aiguille avec la technique *out of plane*

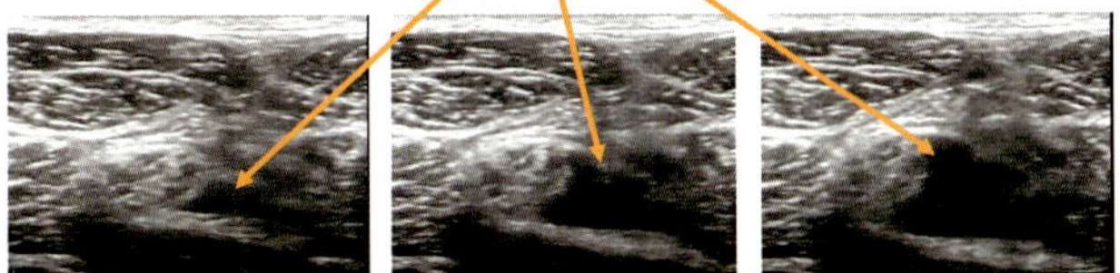

Ouverture des espaces de diffusion pour faciliter la progression de l'aiguille

4 • Reconnaître la bonne diffusion de l'AL ⇨ Signe du « donut »

La diffusion idéale de l'anesthésique local doit être circonférentielle autour de la structure nerveuse : ⇨ **Signe du « donut » ou de la cocarde**.

Nécessite le franchissement des fascias pour une diffusion optimale et le repositionnement de l'aiguille (médial et latéral ou supérieur et inférieur).

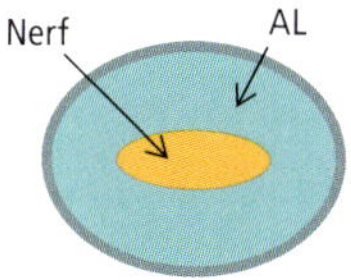

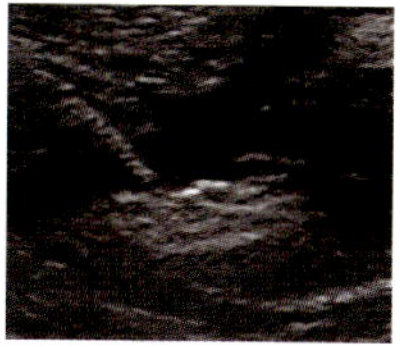

Technique d'injection

- Aborder tangentiellement le nerf, pour éviter la ponction intraneurale lors du passage des aponévroses
- Plexus proximaux ⇨ situés au sein d'un espace de diffusion
- En distalité ⇨ tissu conjonctif important, pas d'espace de diffusion ⇨ progression et injection au plus proche du nerf
- Neurostimulation sentinelle associée (page 31)
- AL doit entourer le nerf à son contact, sans structure interposée entre AL et nerf (échec)

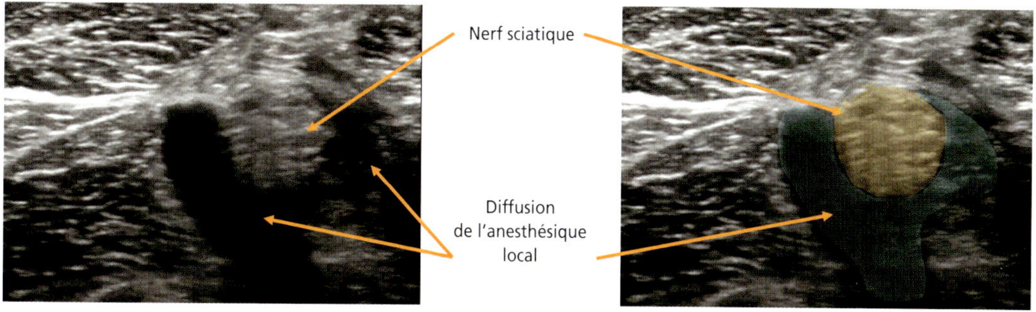

4 • Reconnaître les injections intraneurales

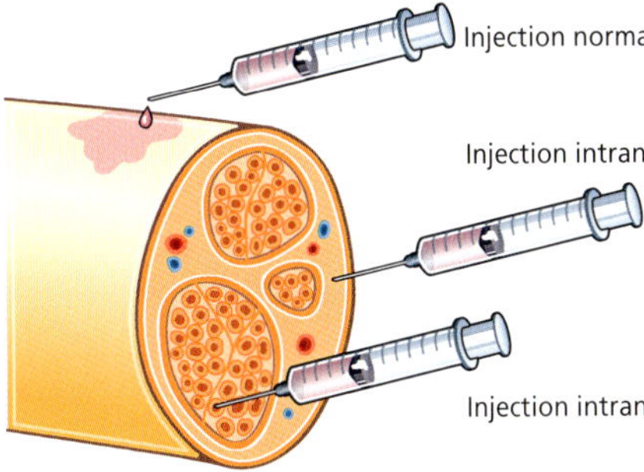

Les injections intraneurales

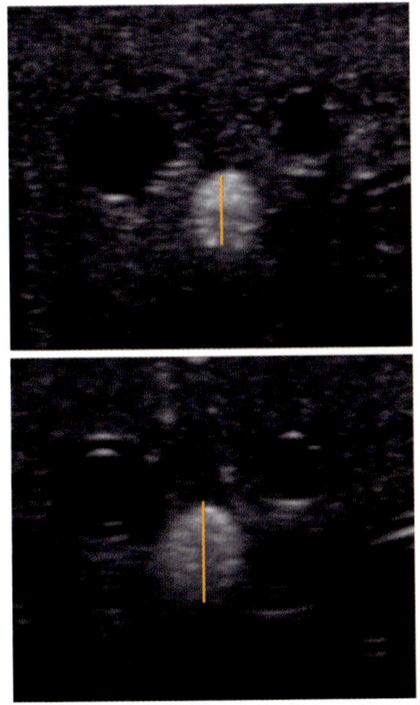

Injection intraneurale sur fantôme
⇨ ballonisation du nerf

Injection intraneurale

- Gonflement du nerf
- Constitution d'un halo intraneural
- Le nerf n'est pas refoulé lors de l'injection
- Lors du retrait de l'aiguille, le nerf est attiré avec celle-ci (≠ périneural)
- Aborder tangentiellement le nerf, pour éviter la ponction intraneurale lors du franchissement des aponévroses

⚠ Attention ! L'injection intraneurale peut être **asymptomatique.**

- En cas d'injection intraneurale ⇨ **arrêter l'injection et repositionner l'aiguille**

5 • NEUROSTIMULATION SENTINELLE ASSOCIÉE

- La neurostimulation a longtemps été la technique de référence pour le repérage
- Utilisation en complément de l'échoguidage ⇨ neurostimulation sentinelle
- Réglage entre 0,6 mA et 1 mA avec durée de stimulation de 0,1 ms ⇨ permet l'identification des structures nerveuses

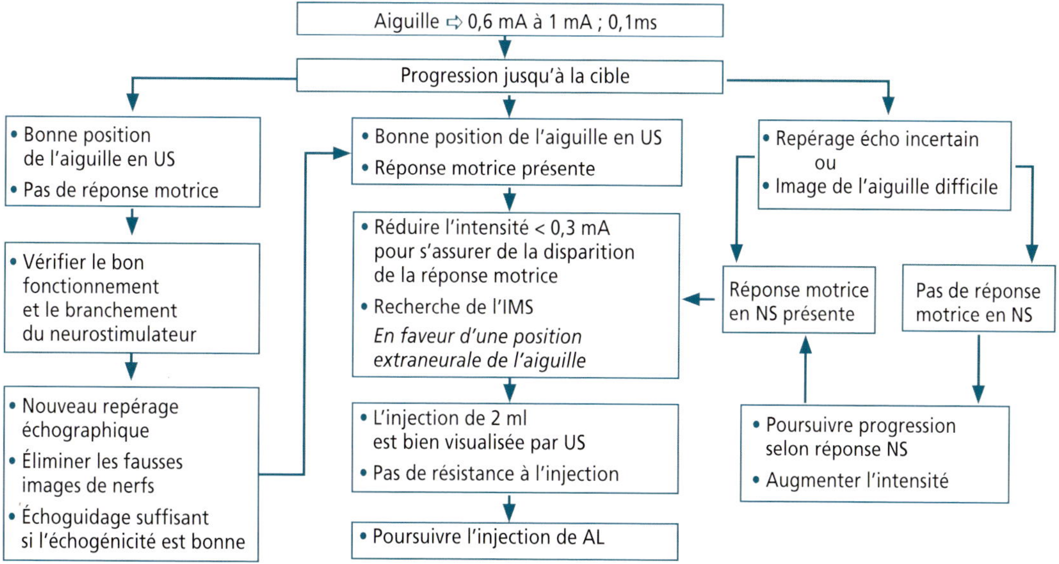

Respect des règles d'asepsie standard

- Désinfection cutanée
- Matériel stérile
- Protection stérile adaptée de la sonde d'échographie
- Utilisation de gel échographique stérile unidose
- Désinfection de bas niveau de la sonde en absence de perforation de la protection
- Désinfection de haut niveau en cas de déchirure de la housse stérile
- Les sondes et les câbles doivent être nettoyés, désinfectés et essuyés entre chaque patient

Gaine stérile simple
Pour bloc simple

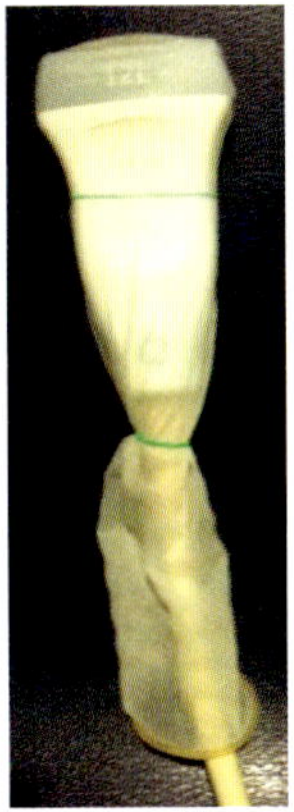

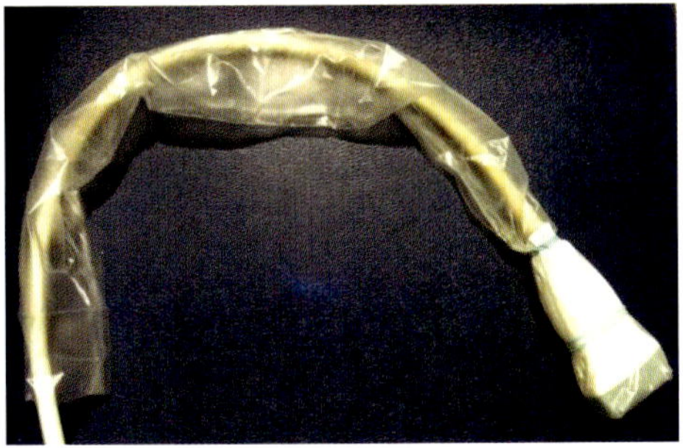

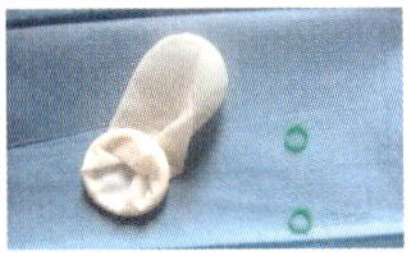

Housse stérile
Pour la pose de KT périnerveux

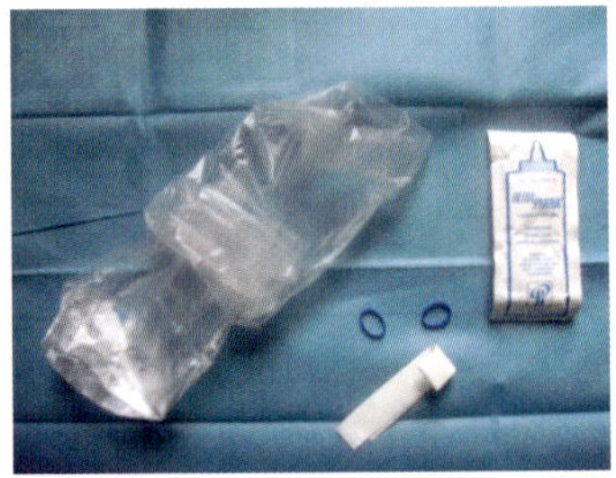

I 6 • Mise en place de la housse stérile

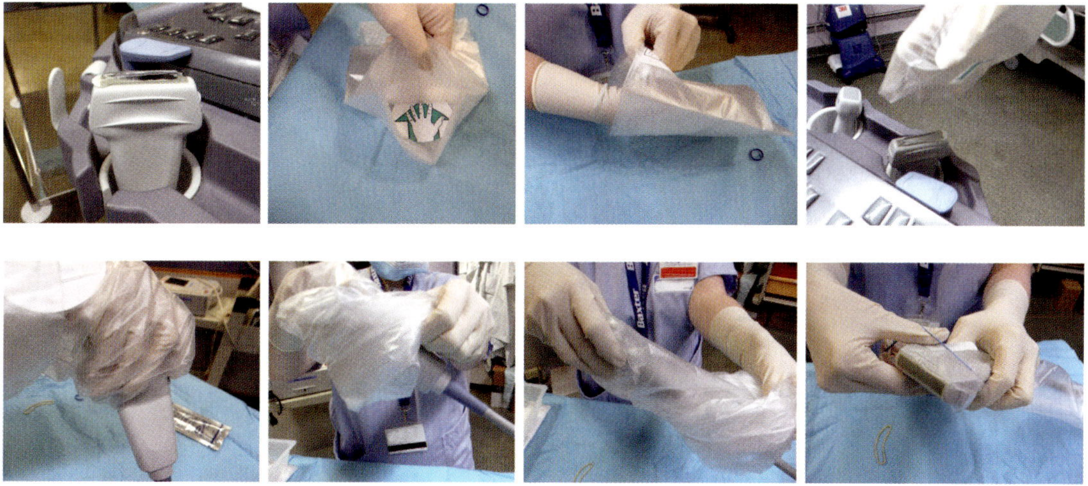

I 7 • LES RÈGLES PRATIQUES DE PONCTION

INSTALLATION	Patient ⇨ confortable Médecin ⇨ être assis est recommandé Échographe ⇨ positionner l'écran de façon optimale
MATÉRIEL ADAPTÉ	Aiguille de taille suffisante Matériel stérile Échographe ⇨ réglage sonde, gain, profondeur, focale
REPÉRAGE	INDISPENSABLE pour : • optimisation des réglages • identification des nerfs (technique de l'ascenseur) • identification des structures adjacentes, des variations anatomiques • choix de la coupe échographique idéale
PONCTION	• Ponction cutanée parfois difficile ⇨ prétrou avec trocart • Visualiser l'aiguille au maximum, technique *in plane* • Visualiser l'extrémité de l'aiguille avant toute progression ⇨ *in plane* ou hydrodissection • Toujours aborder le nerf de façon tangentielle, jamais de face • Ne pas trop appuyer avec la sonde ⇨ compression veineuse
INJECTION	• RIEN NE SE PERD ⇨ toute injection doit être visualisée, sinon injection intravasculaire jusqu'à preuve du contraire. • Respect des règles de sécurité en ALR ⇨ test aspiration +++, injection fractionnée et lente, pression d'injection basse, IMS, absence de douleur à l'injection, perte de réponse motrice dès le 1er ml injecté si NS associée • Diffusion de AL doit être circonférentielle ⇨ signe du *donut* • Attention à l'injection intraneurale ⇨ ballonisation du nerf (: œdème du nerf) + mobilisation du nerf lors du retrait de l'aiguille
COMPTE RENDU	• Noter les doses injectées, les complications lors de la procédure, les blocs de complément

Agent	Délai action	Durée action	Dose maximale Mb sup	Dose maximale Mb inf
Lidocaïne adrénalinée (Xylocaïne adrénalinée®)	Court	2 h	7 mg/kg	10 mg/kg
Mépivacaïne (Carbocaïne®)	Court	3 – 4 h	5 mg/kg	6 mg/kg
Bupivacaïne (Marcaïne®)	Moyen	3 h	2 mg/kg	2 mg/kg
Ropivacaïne (Naropeine®)	Moyen	4 – 6 h	3 mg/kg	4 mg/kg
Levobupivacaïne (Chirocaïne®)	Moyen	6 – 8 h	2 mg/kg	2 mg/kg

8 • Anesthésiques locaux : toxicité systémique (d'après SFAR 2010)

Circonstances

Injection accidentelle intravasculaire : **signes immédiats**

Résorption importante après injection extravasculaire : **signes retardés**

Signes neurologiques	Signes cardiovasculaires
Subjectifs : • picotements péribuccaux • céphalées, distorsions visuelles ou auditives • trémulations des extrémités **Objectifs :** • perte de connaissance, coma • convulsions • arrêt respiratoire	• Troubles de la conduction auriculoventriculaire • Troubles du rythme, surtout ventriculaires • Hypotension, collapsus • Arrêt cardiaque

NB : Les signes subjectifs peuvent ne pas être rapportés avant la survenue des signes objectifs avec les solutions ne contenant que les isomères lévogyres d'anesthésiques locaux.

8 • CAT toxicité des anesthésiques locaux (d'après SFAR 2010)

Actions immédiates

Appel à l'aide : pronostic vital en jeu
Arrêt immédiat de l'injection des anesthésiques locaux
Vérifier la présence d'un pouls carotidien

Réanimation cardiorespiratoire

Perméabilité des voies aériennes
(IOT si convulsions ou ACR), ventilation en O_2 pur

MCE, **réanimation prolongée +++**
Vasoconstricteurs pour perfusion d'organes
- ne pas utiliser des doses importantes d'adrénaline

(risque de renforcer le bloc induit par l'AL)
- ne pas administrer d'amiodarone

(effet additif avec celui des AL)

Cardioversion en cas de fibrillation ventriculaire

Administration d'une émulsion lipidique à 20 %

Intralipides 20 % :
3 ml/kg en bolus

Si échec : 2e dose de 1,5 ml/kg

Dose d'entretien :
le reste de la poche d'intralipides peut être perfusé

Surveillance du patient

- Surveillance du rythme cardiaque et de l'hémodynamique impérative : risque de récidive important
- Durée de surveillance dépendant de l'anesthésique local responsable
- Durée minimum de surveillance rythmique : 6 heures

II

BLOCS ÉCHOGUIDÉS DU MEMBRE SUPÉRIEUR

1 • SYSTÉMATISATION NERVEUSE DU MEMBRE SUPÉRIEUR

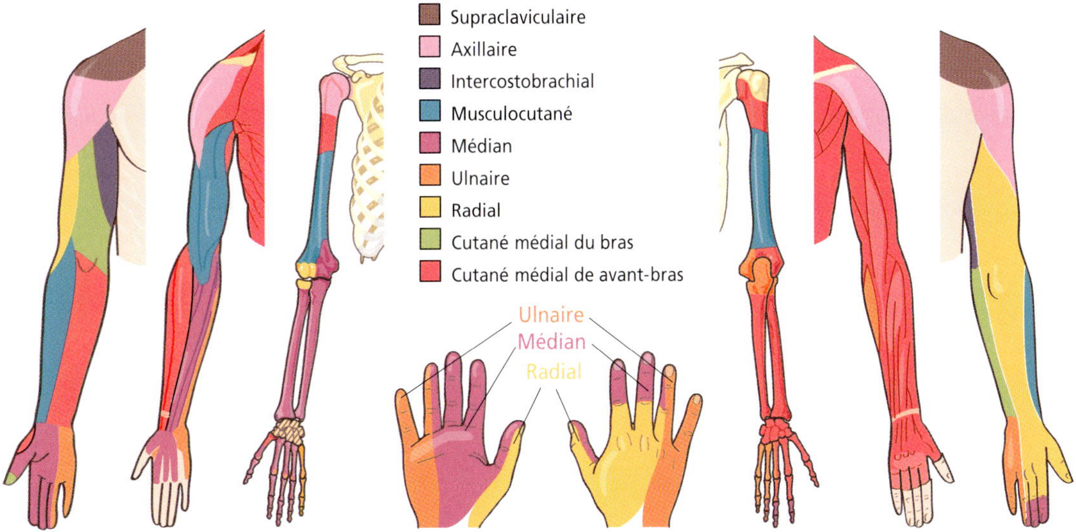

2 • RECOMMANDATIONS POUR LES BLOCS PLEXIQUES DU MEMBRE SUPÉRIEUR

(D'après *Ann Fr Anesth Reanim* 2009)

TYPE DE CHIRURGIE	BLOC RECOMMANDÉ	BLOC DE COMPLÉMENT
Chirurgie de l'épaule	Bloc interscalénique	• Bloc du plexus cervical superficiel • Face antérieure de l'épaule : nerf intercostobrachial (T2-3) dans le sillon déltopectoral
Arthroscopie de l'épaule	Bloc interscalénique	• Si territoire postérieur insuffisant : infiltration traçante du bord postérieur de l'épaule • Si territoire antérieur insuffisant : infiltration traçante du sillon déltopectoral
Extrémité supérieure de l'humérus	Bloc supraclaviculaire (extension du bloc au nerf axillaire)	
1/3 moyen du bras	Bloc supraclaviculaire	**Si insuffisants :** • bloc intercostobrachial et bloc cutané médial du bras
Chirurgie du coude	• Bloc supraclaviculaire (BSC) • Bloc axillaire (BAX)	**À associer obligatoirement :** • pour BSC : blocs intercostobrachial et cutané médial du bras • pour BAX : infiltration traçante bord inférieur du deltoïde (branches cutanées du nerf axillaire)
Chirurgie de l'avant-bras	• Bloc axillaire • Bloc au canal huméral	• Blocs distaux de rattrapage
Le garrot impose de bloquer 7 nerfs : médian, ulnaire, radial, musculocutané, cutanés médiaux du bras et de l'avant-bras, intercostobrachial. • Chirurgie de 15 à 30 min max : blocs au coude possibles • Garrot > 20 min : bloc axillaire ou au canal huméral		
Chirurgie de la main	• Si courte durée, sans garrot : bloc distaux au coude au 1/3 inférieur de l'avant-bras • Bloc axillaire ou au canal huméral	

2 • Blocs échoguidés du membre supérieur

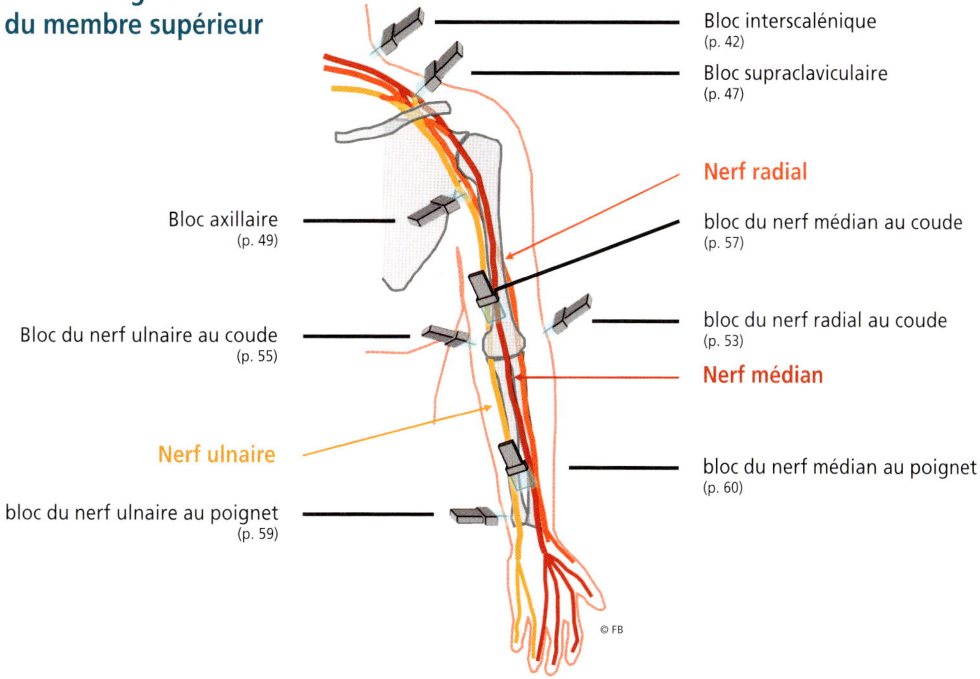

3 • BLOC INTERSCALÉNIQUE

- Aiguille de 50 mm
- Indications : chirurgie de l'épaule

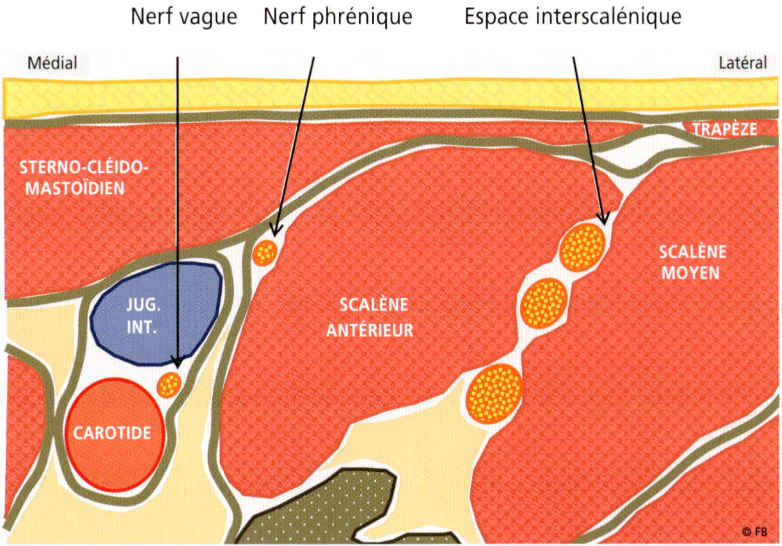

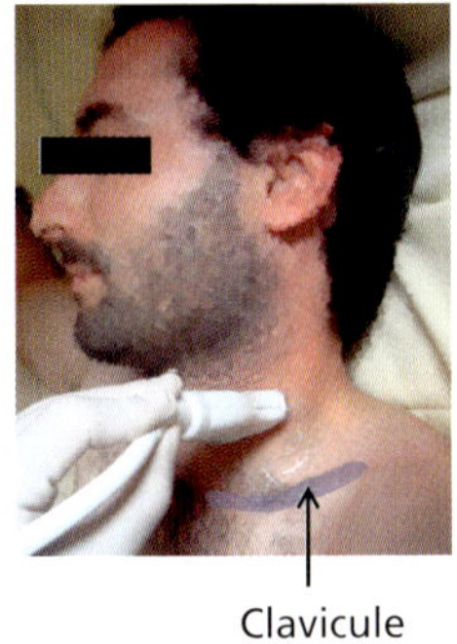

3 • Bloc interscalénique droit (1)

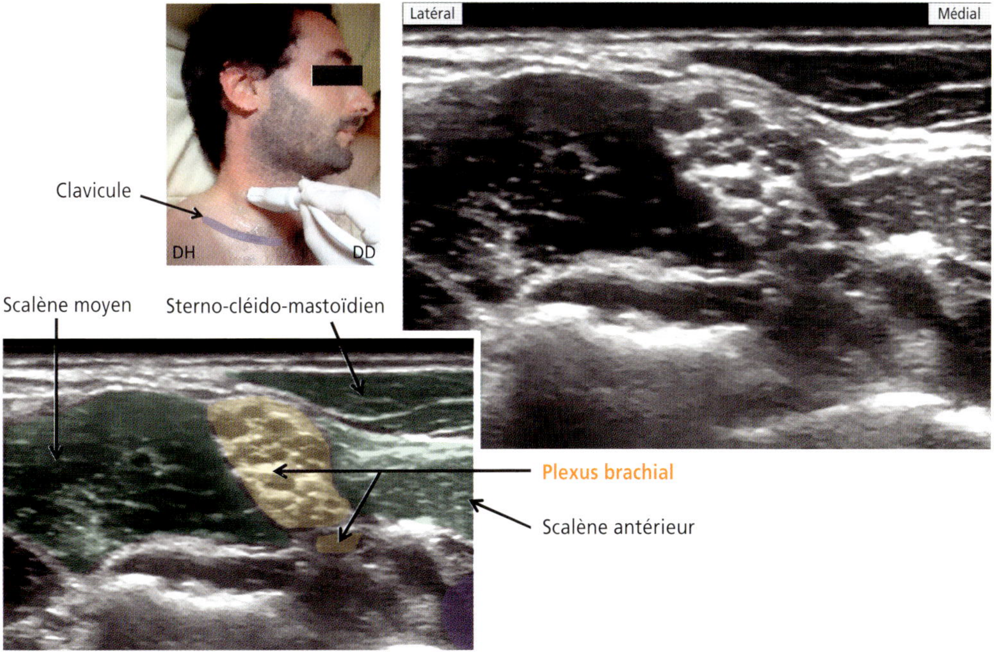

3 • Bloc interscalénique droit (2)

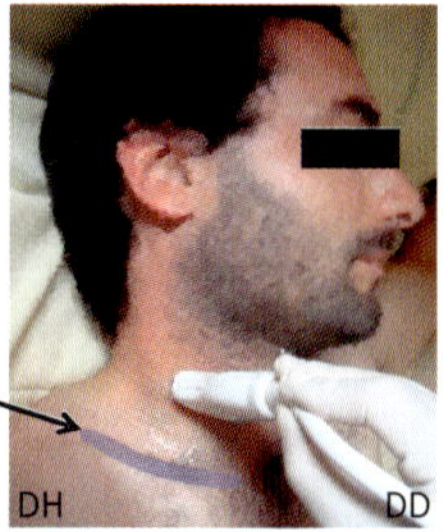

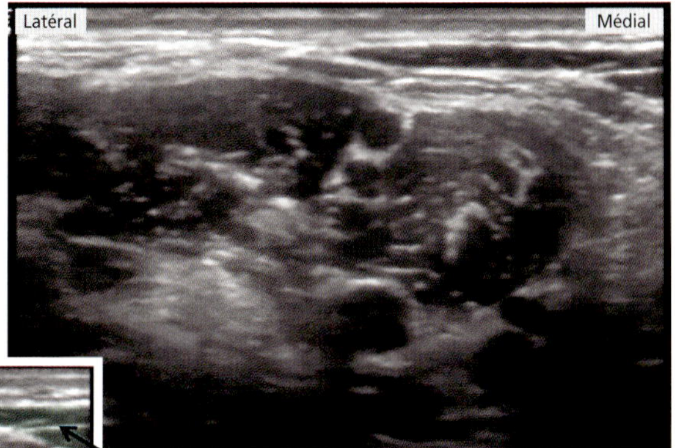

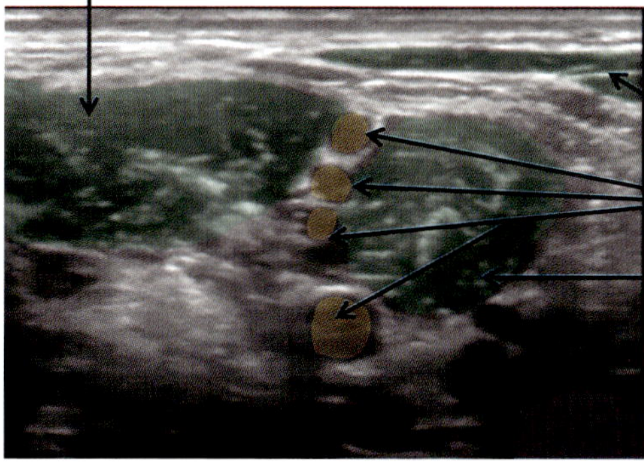

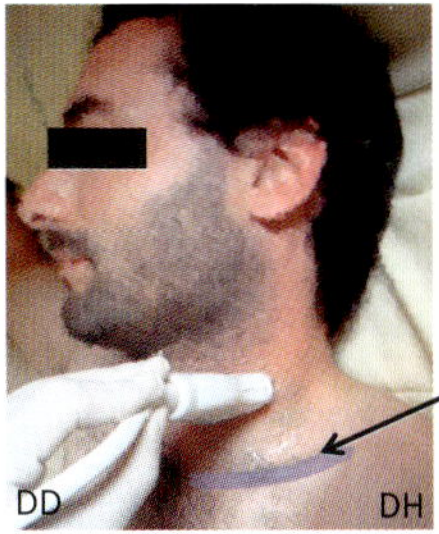
DD
DH
Clavicule

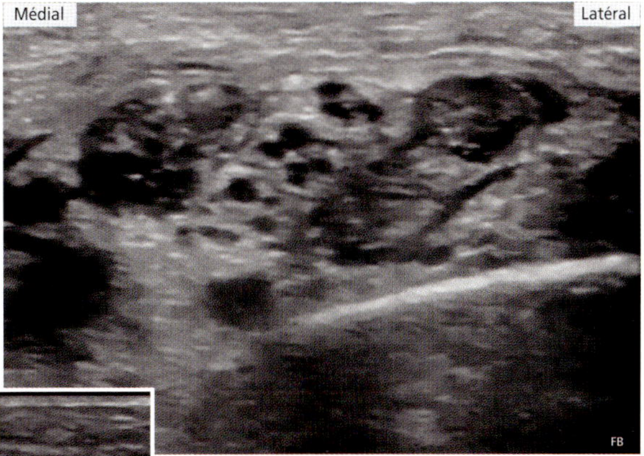
Médial
Latéral
FB

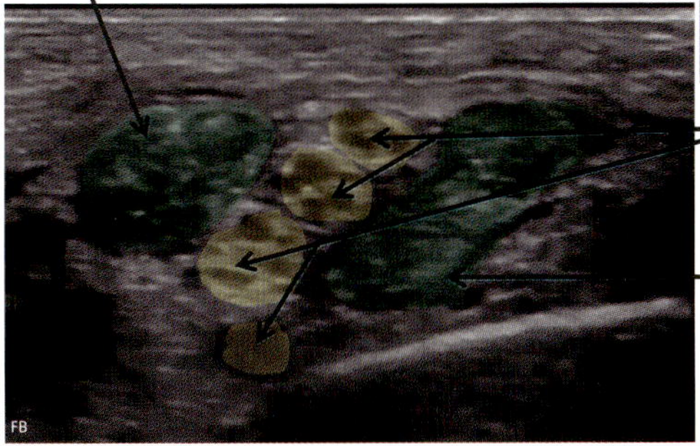
Scalène antérieur
Plexus brachial
Scalène moyen
FB

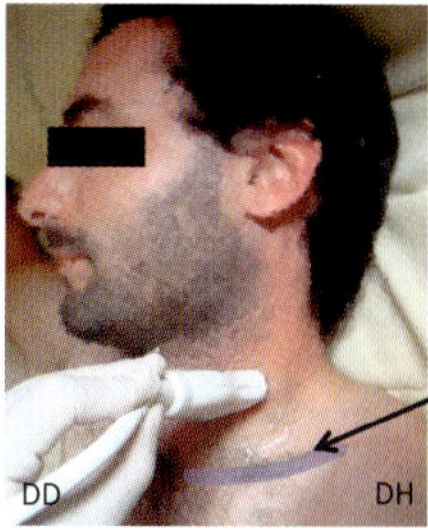
Clavicule
DD
DH

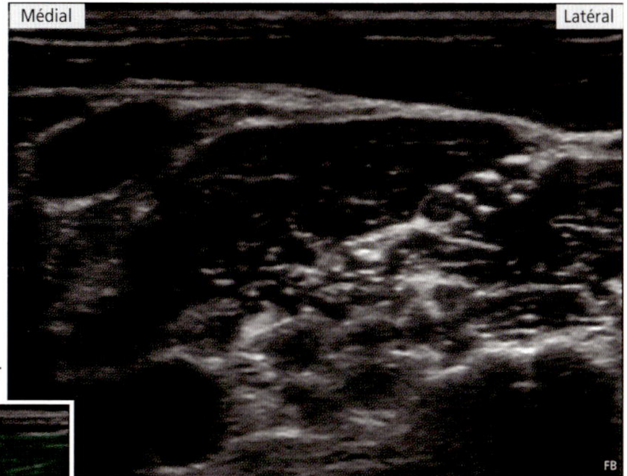
Médial
Latéral
FB

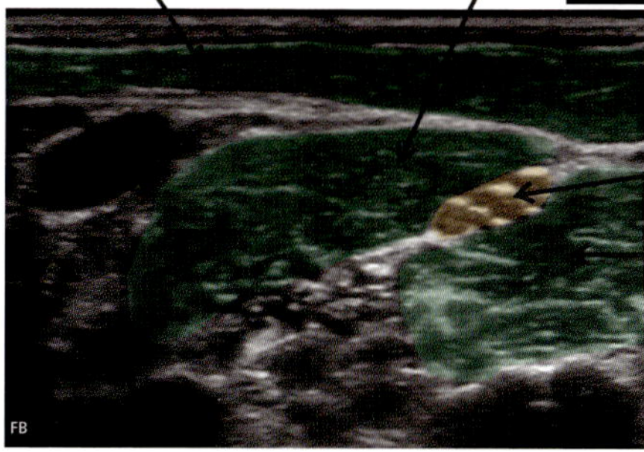
Sterno-cléido mastoïdien
Scalène antérieur
Plexus brachial
Scalène moyen
FB

II 4 • BLOC SUPRACLAVICULAIRE - (1) droit

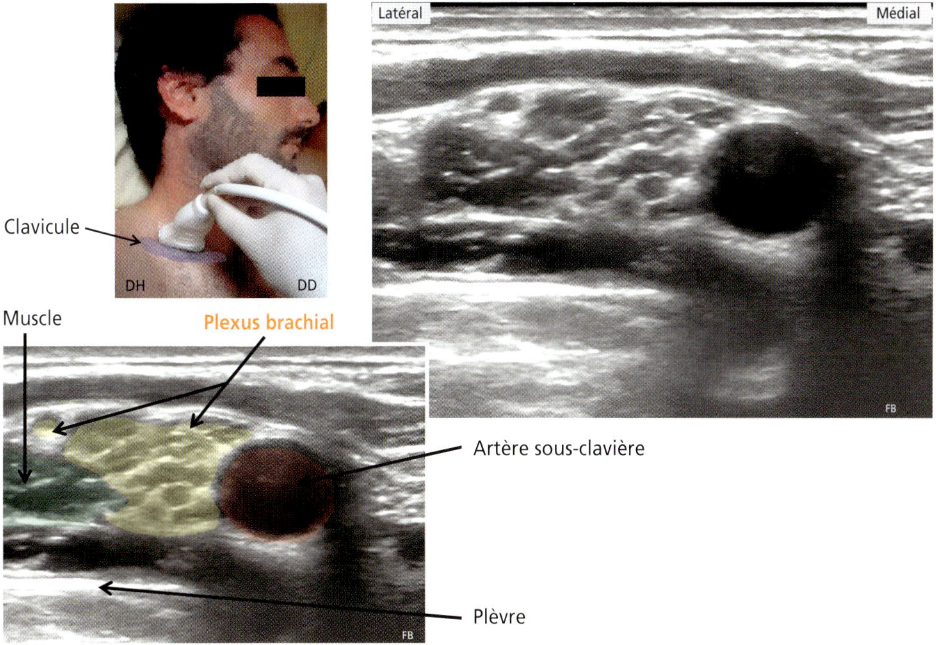

II 4 • BLOC SUPRACLAVICULAIRE - (2) gauche

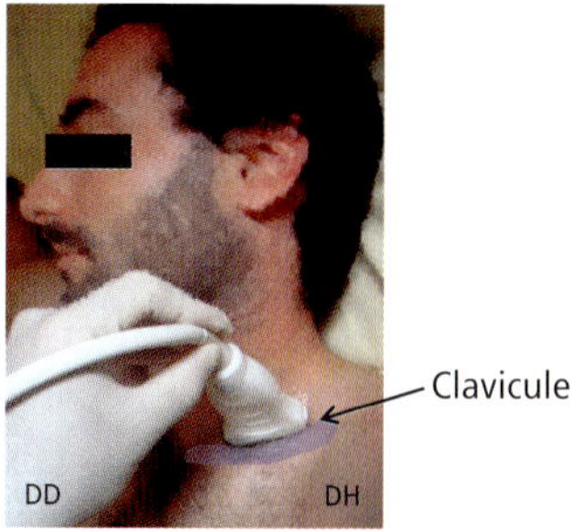

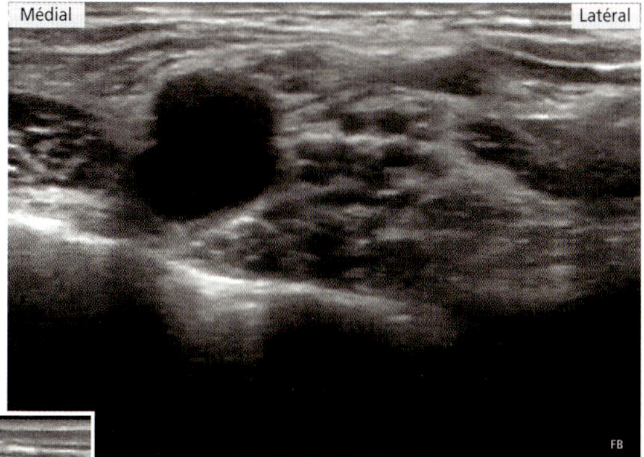

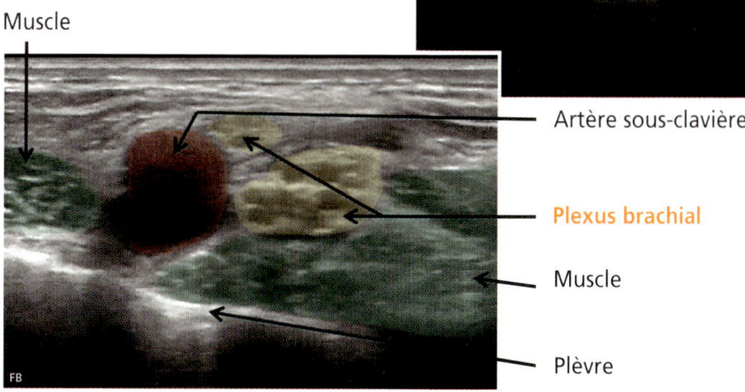

5 • BLOC AXILLAIRE

Bloc échoguidé à connaître !

- Aiguille de 50 mm au minimum, 80 mm idéalement
- Indications : chirurgie de la main, de l'avant-bras et du coude

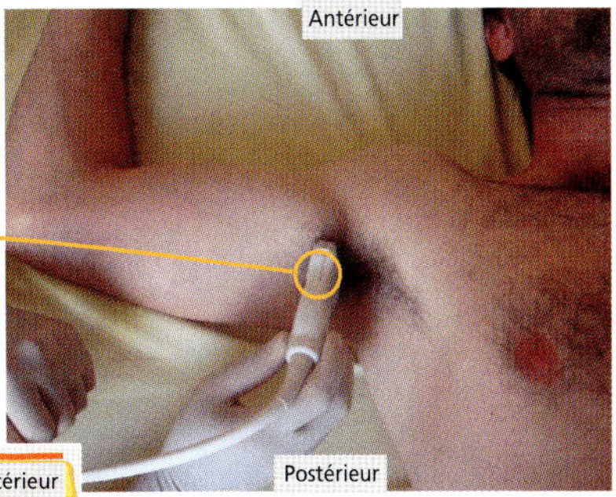

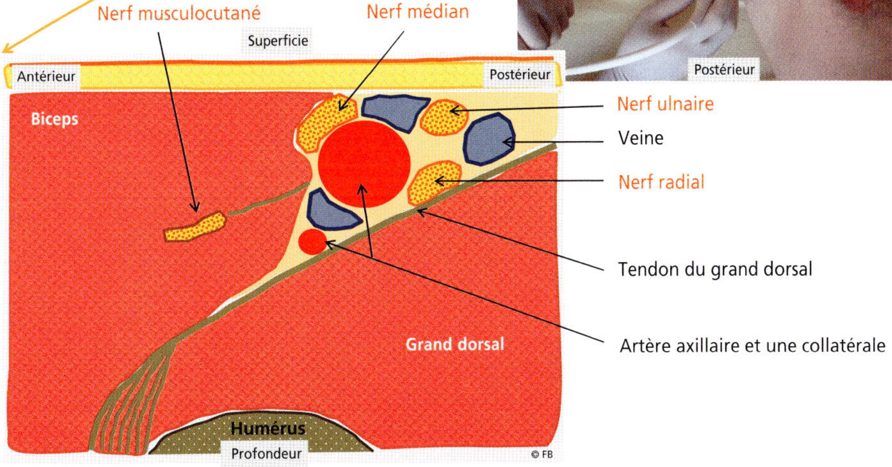

II 5 • Bloc axillaire (1)

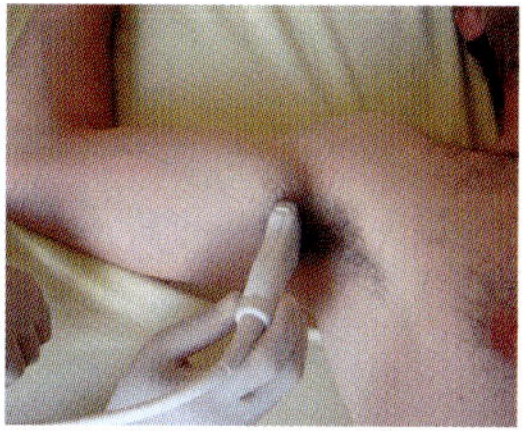

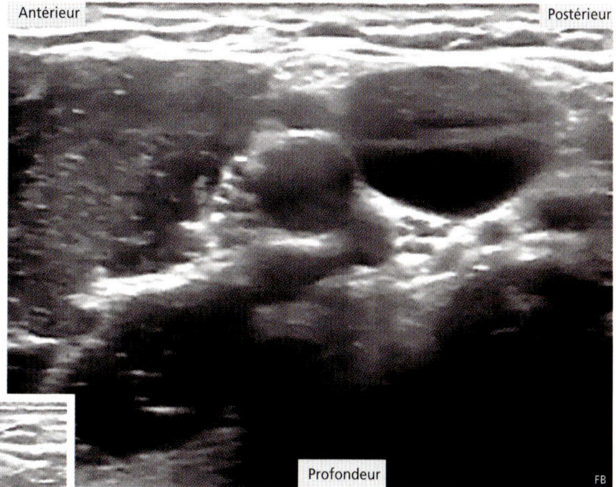

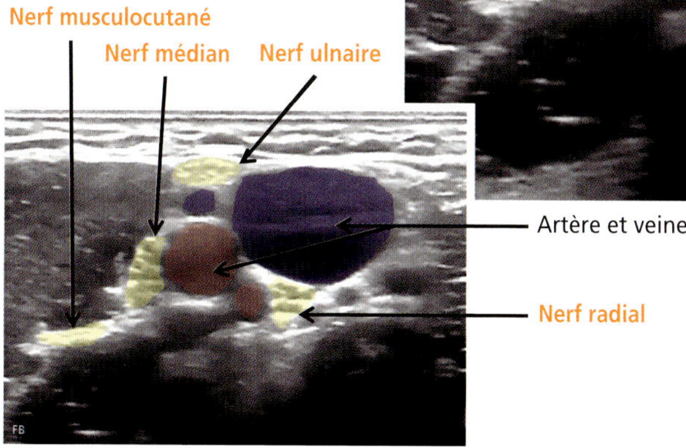

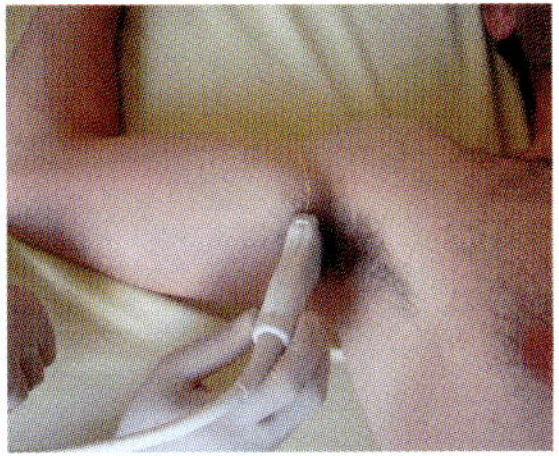

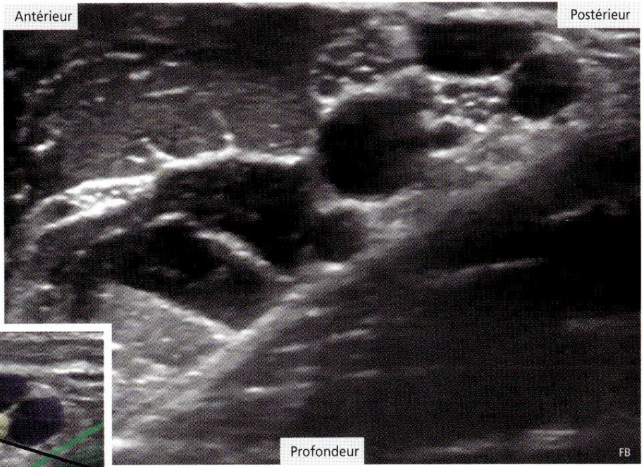
Antérieur
Postérieur
Profondeur
FB

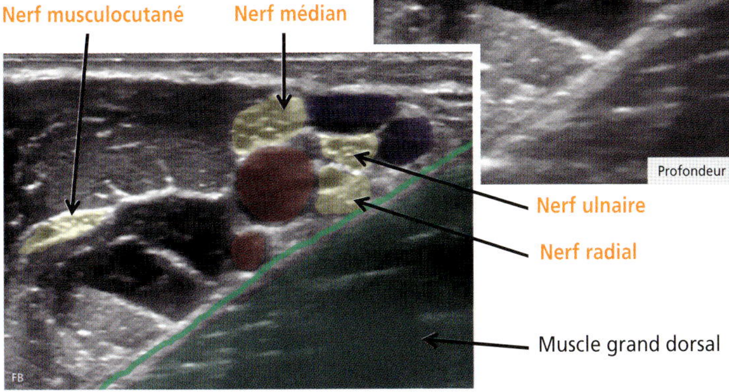
Nerf musculocutané
Nerf médian
Nerf ulnaire
Nerf radial
Muscle grand dorsal
FB

5 • Bloc axillaire (3)

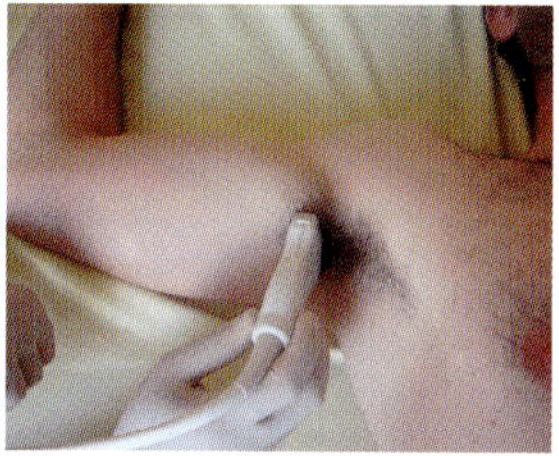

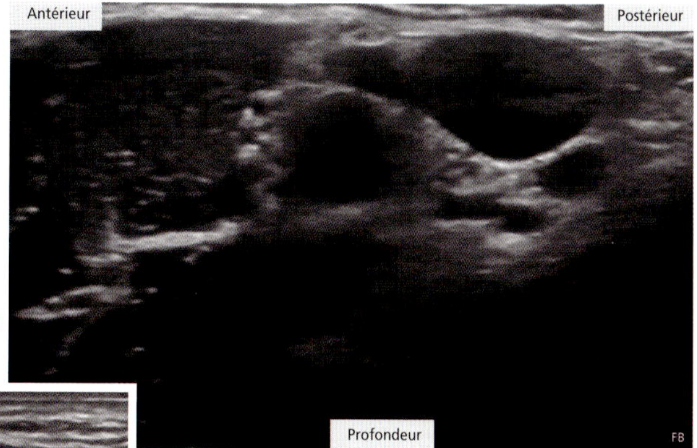

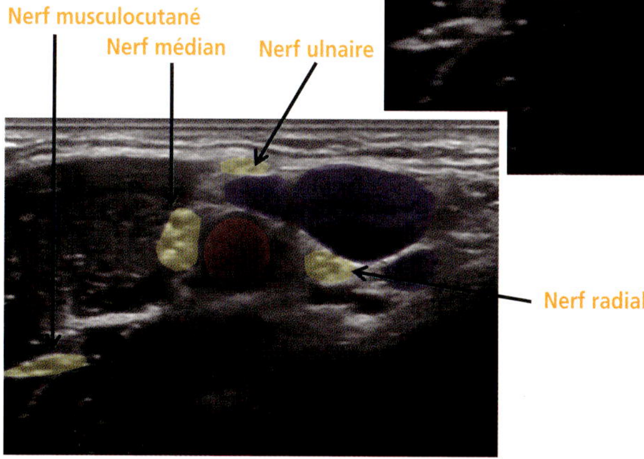

II 6 • BLOCS AU COUDE - Bloc du nerf radial au coude (1)

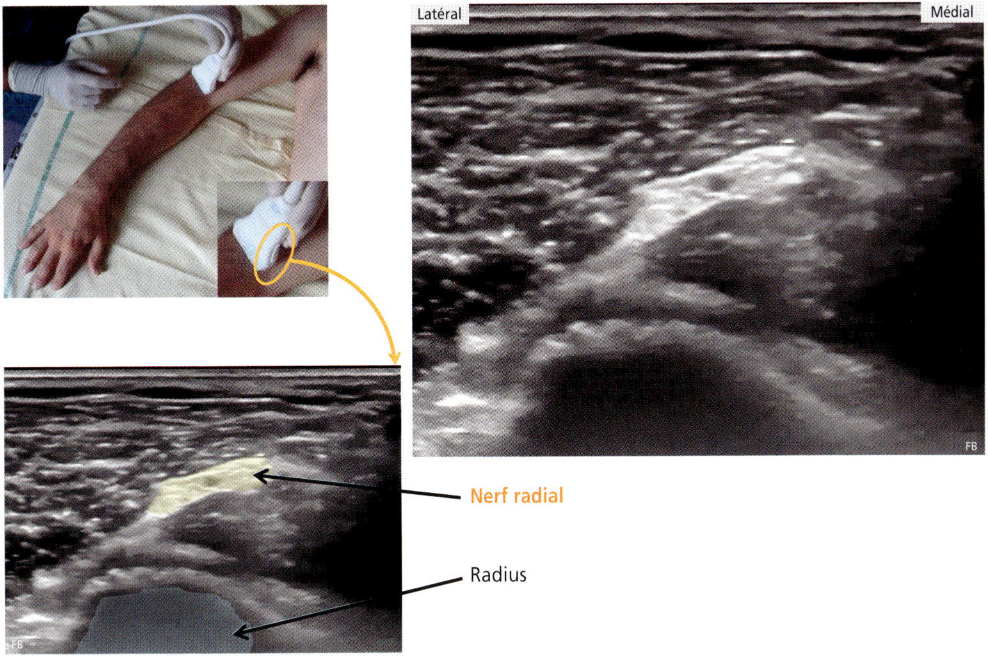

II 6 • Bloc du nerf radial au coude (2)

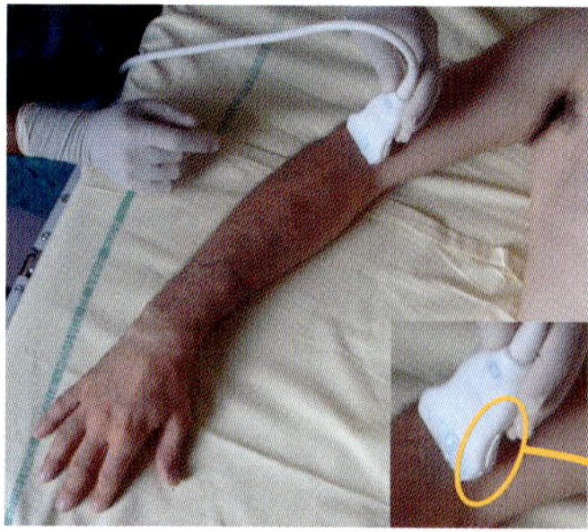

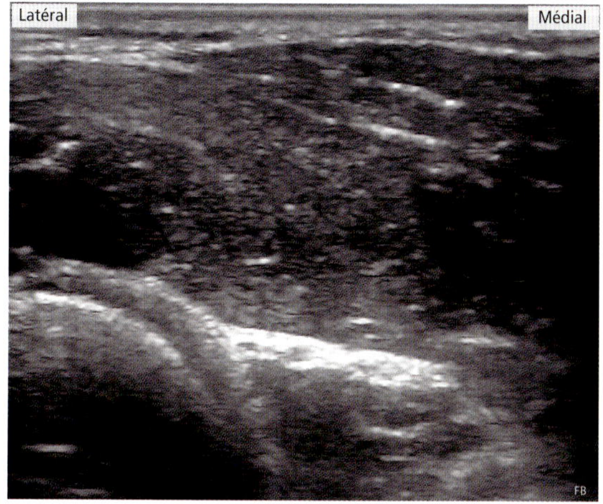

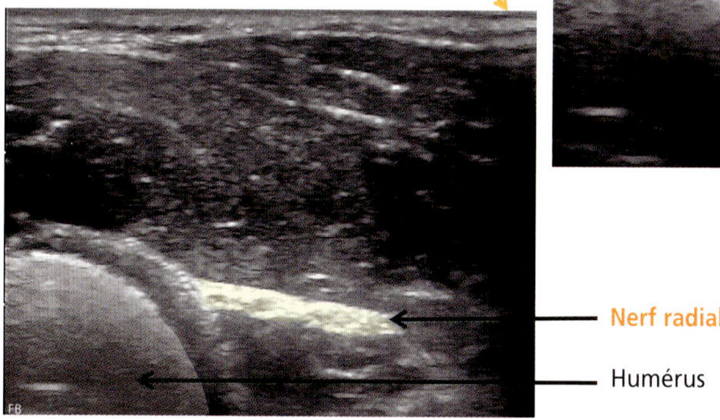

6 • Bloc du nerf ulnaire au coude (1)

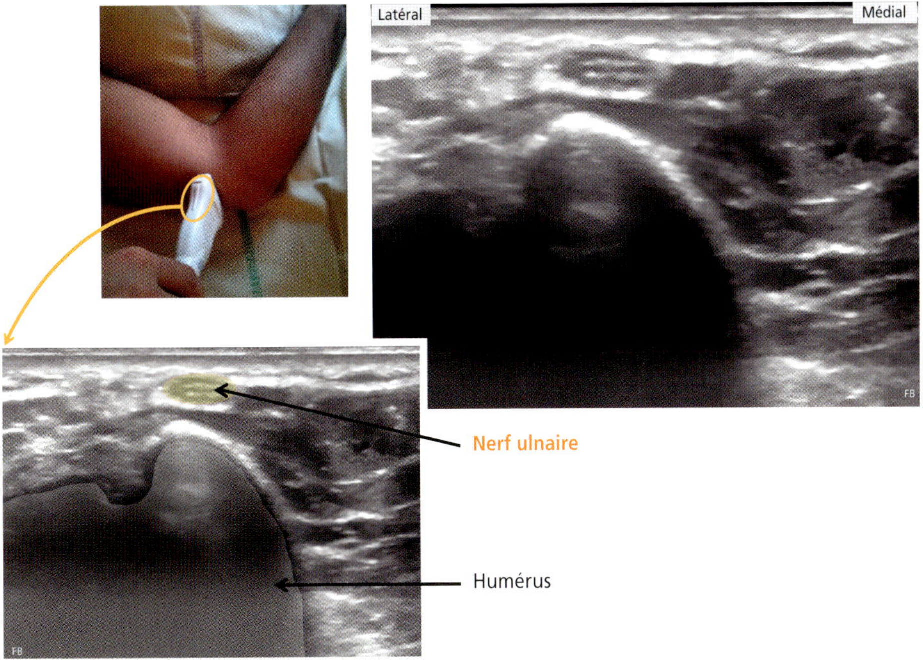

6 • Bloc du nerf ulnaire au coude (2)

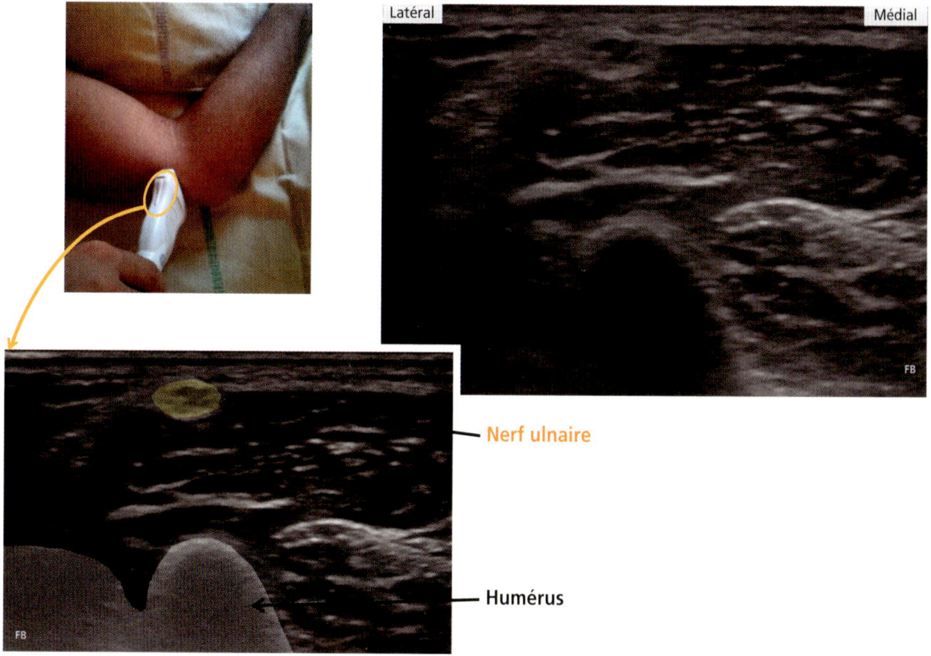

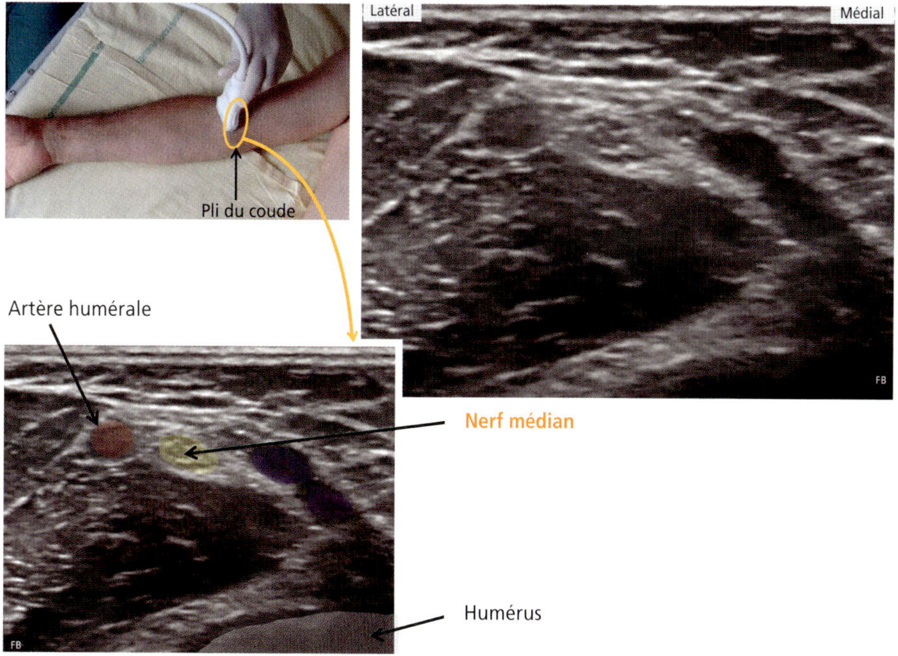
Pli du coude
Latéral
Médial
FB
Artère humérale
Nerf médian
Humérus
FB

II 6 • Bloc du nerf médian au coude (2)

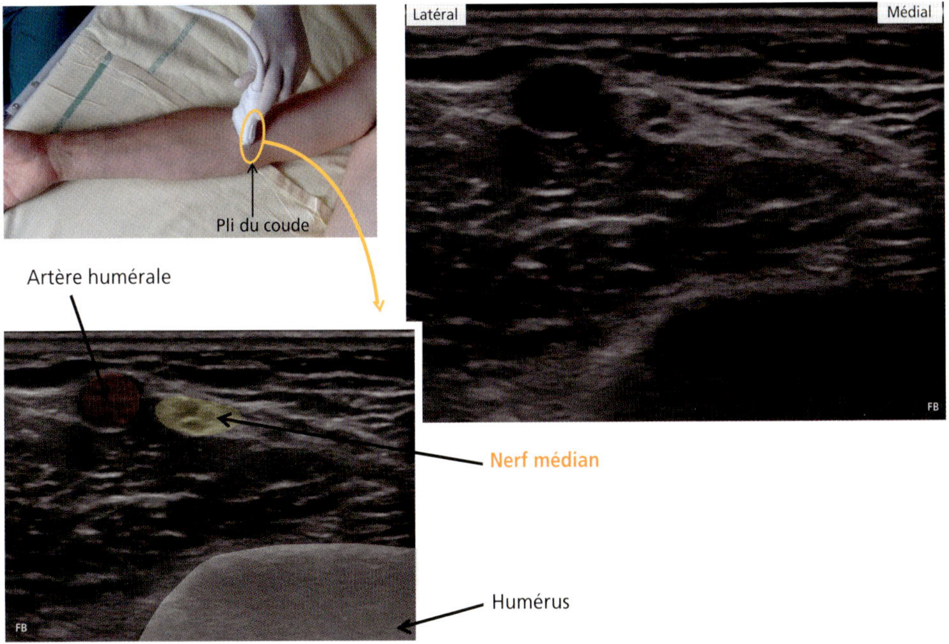

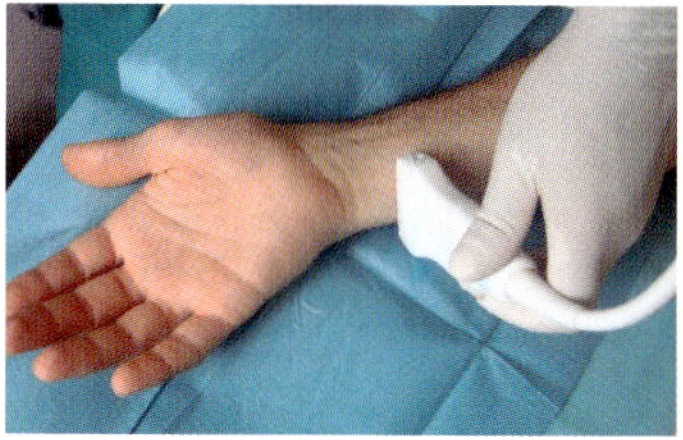

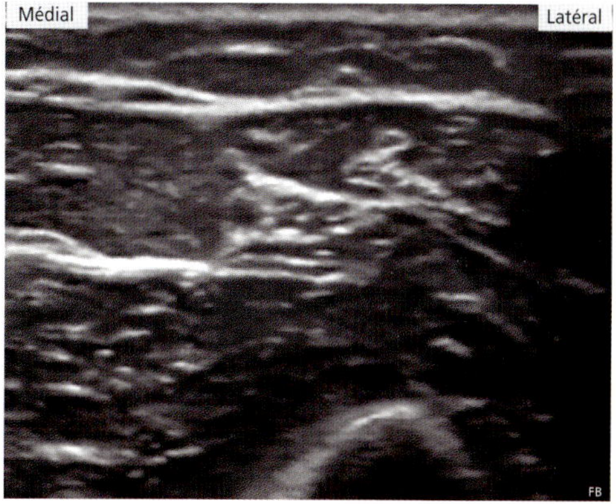
Médial
Latéral
FB

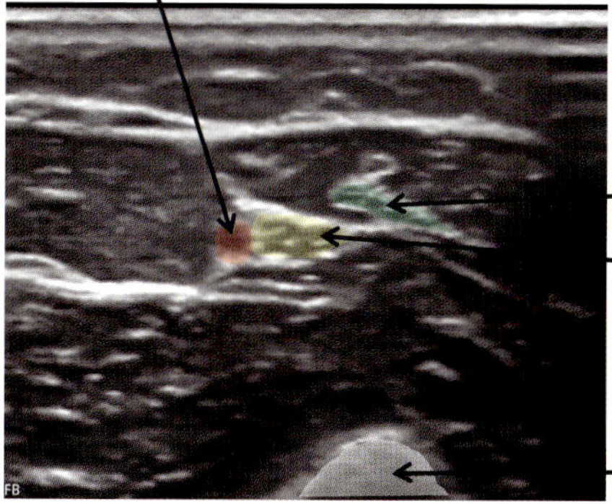
Artère ulnaire
Tendon
Nerf ulnaire
Ulna
FB

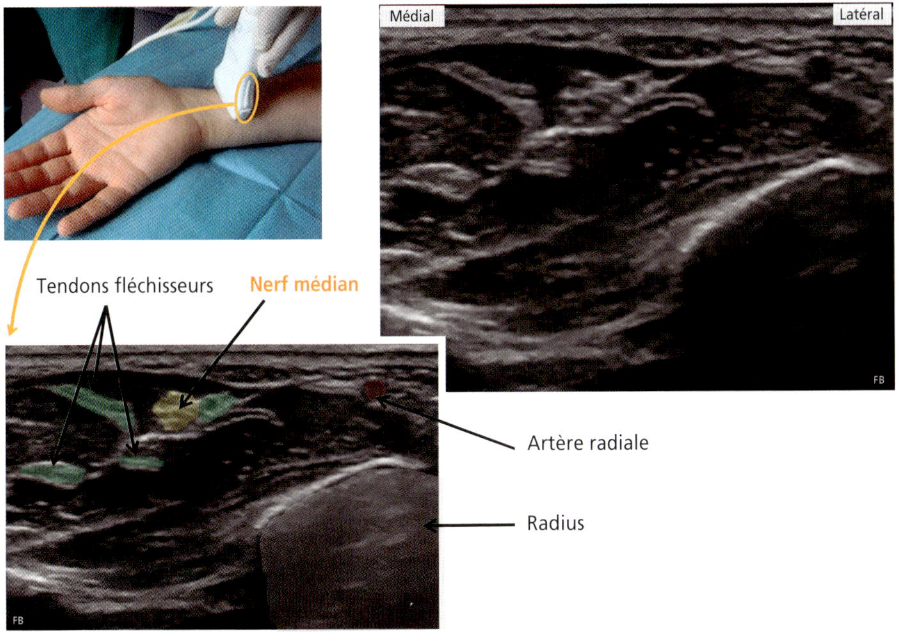
Médial
Latéral
Tendons fléchisseurs
Nerf médian
Artère radiale
Radius
FB
FB

7 • Bloc du nerf médian au poignet (2)

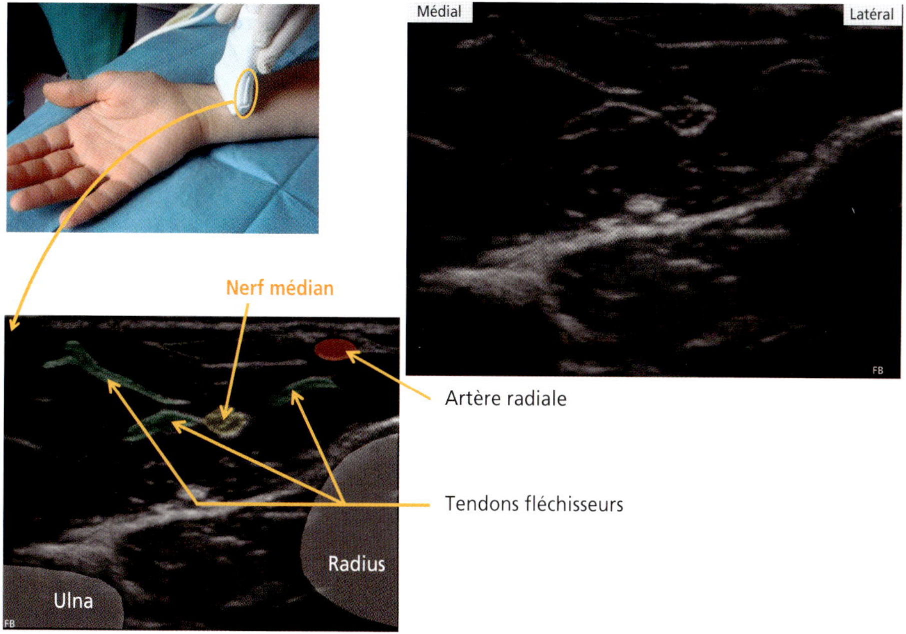

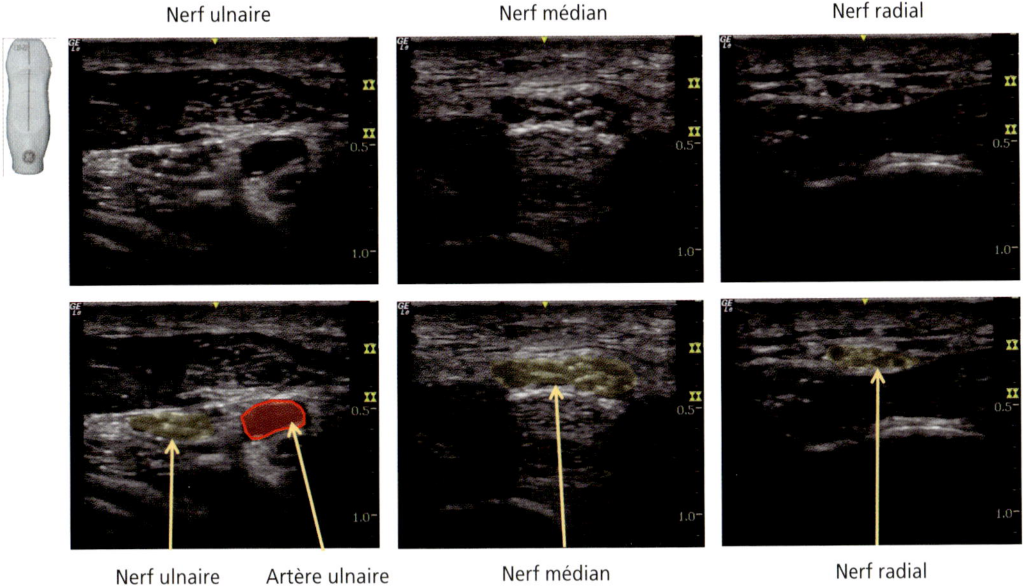
Nerf ulnaire
Nerf médian
Nerf radial
Nerf ulnaire
Artère ulnaire
Nerf médian
Nerf radial

III

BLOCS ÉCHOGUIDÉS DU MEMBRE INFÉRIEUR

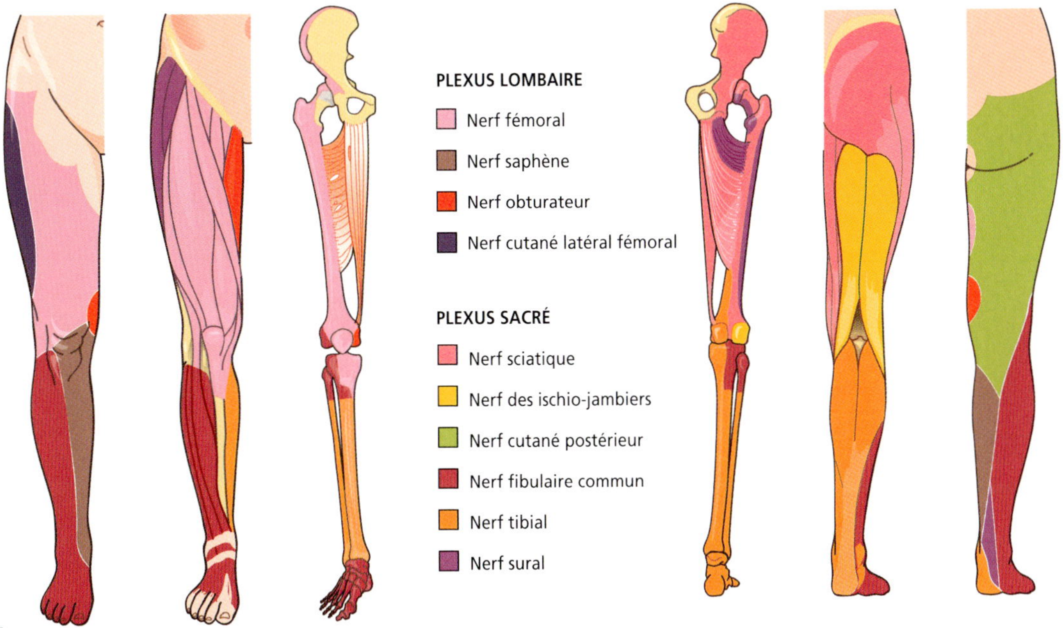
PLEXUS LOMBAIRE
Nerf fémoral
Nerf saphène
Nerf obturateur
Nerf cutané latéral fémoral
PLEXUS SACRÉ
Nerf sciatique
Nerf des ischio-jambiers
Nerf cutané postérieur
Nerf fibulaire commun
Nerf tibial
Nerf sural

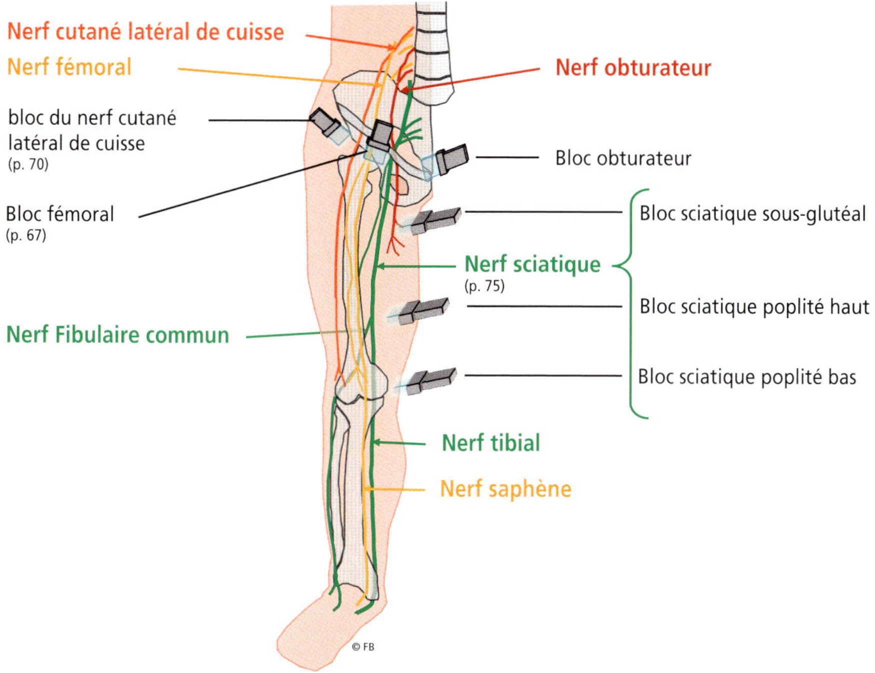
Nerf cutané latéral de cuisse
Nerf fémoral
bloc du nerf cutané latéral de cuisse (p. 70)
Bloc fémoral (p. 67)
Nerf Fibulaire commun
Nerf obturateur
Bloc obturateur
Bloc sciatique sous-glutéal
Nerf sciatique (p. 75)
Bloc sciatique poplité haut
Bloc sciatique poplité bas
Nerf tibial
Nerf saphène
© FB

2 • RECOMMANDATIONS POUR LES BLOCS PLEXIQUES DU MEMBRE INFERIEUR

(D'après *Ann Fr Anesth Reanim* 2009)

Double innervation de la hanche, du fémur, du genou et de la cheville : nécessité d'un bloc combiné lombaire et sciatique ou association AG + ALR

TYPE DE CHIRURGIE	BLOC RECOMMANDÉ	BLOC DE COMPLÉMENT
PTH	Bloc fémoral Bloc ilio-fascial ou bloc du nerf cutané latéral	Bloc sciatique
Fracture du col du fémur, fracture pertrochantérienne	Bloc fémoral + bloc du nerf cutané latéral	
Chirurgie de la cuisse et du fémur	Bloc fémoral et /ou sciatique	
Chirurgie du genou	Blocs fémoral et sciatique	Bloc obturateur
Chirurgie rotulienne	Bloc fémoral	
Chirurgie méniscale (arthroscopie)	Bloc fémoral ± sciatique	Bloc obturateur
Chirurgie de la jambe et de la cheville	• Face médiale : bloc fémoral ou saphène • Face latérale et postérieure : bloc sciatique	
Chirurgie du pied	Bloc sciatique	Bloc du nerf saphène si territoire chirurgical déborde le territoire du bloc sciatique (face postéro-médiale)

Le bloc lombaire postérieur étant de réalisation plus délicate, celui-ci a volontairement été écarté de cet ouvrage simple et pratique destiné aux « débutants ».

III 2 • BLOC DU NERF FEMORAL

- Aiguille de 50 mm au minimum, 80 mm chez l'obèse
- Indications : chirurgie du fémur, du genou et de la face médiale de la jambe
- Injection sous le nerf pour une meilleure efficacité

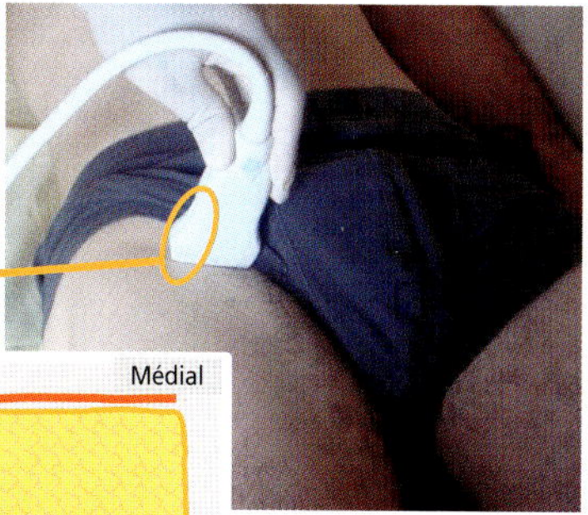

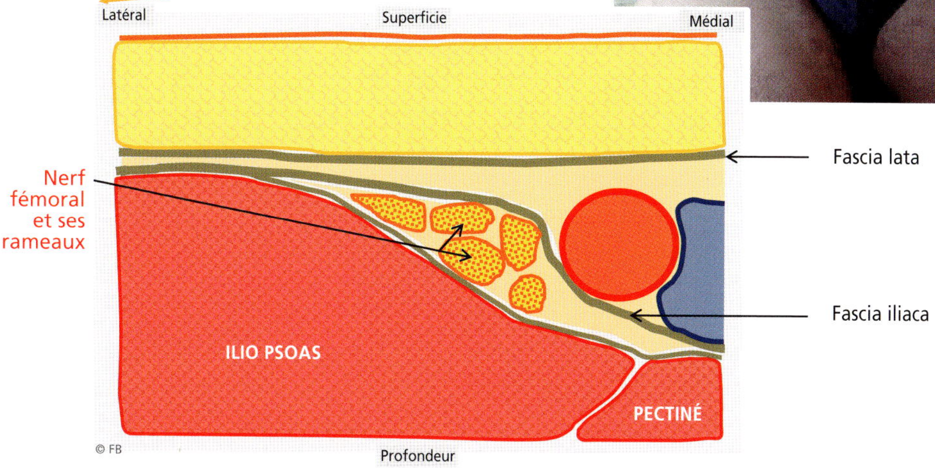

3 • Bloc du nerf fémoral (1)

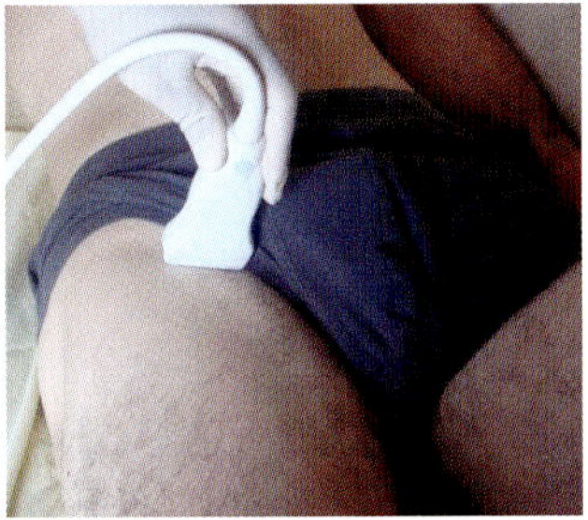

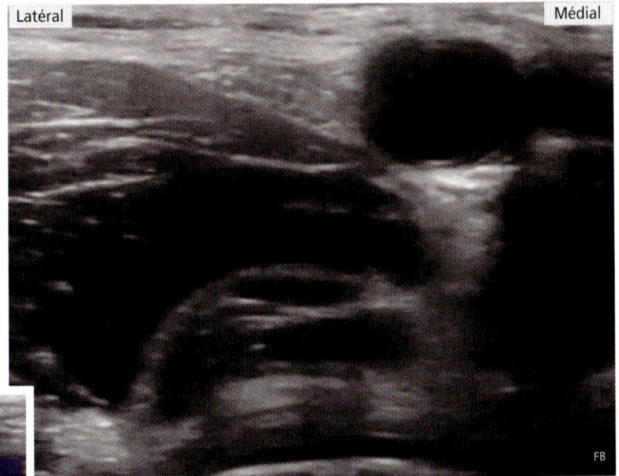

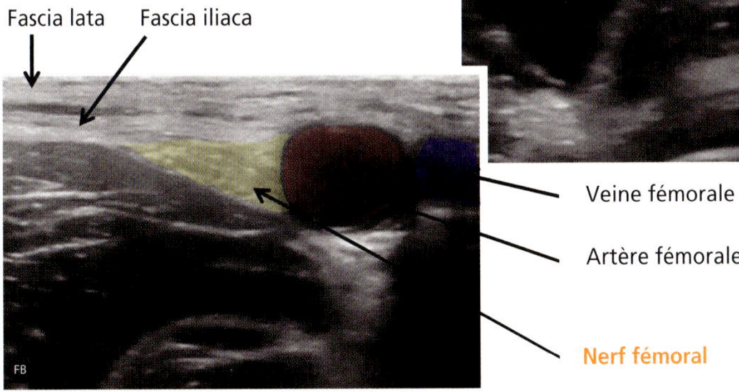

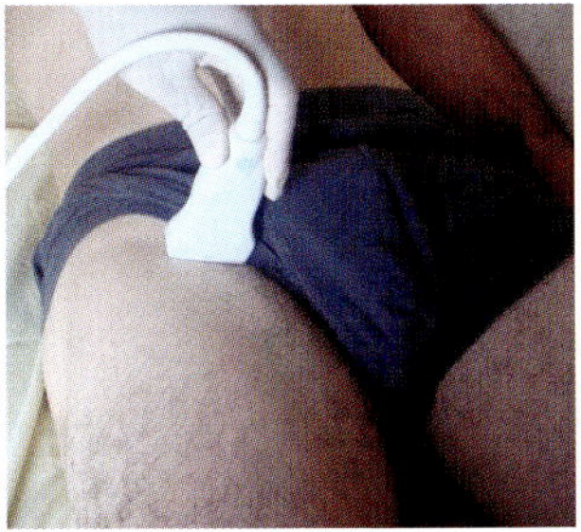

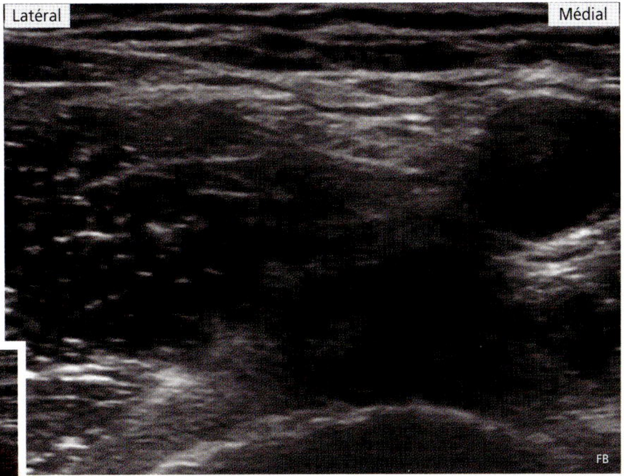
Latéral
Médial
FB

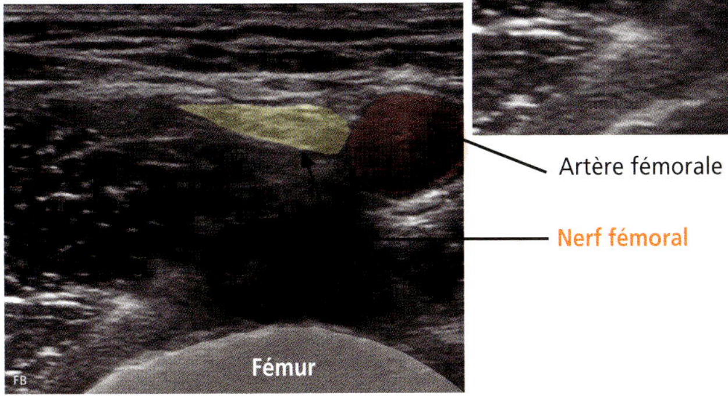
Fémur
FB
Artère fémorale
Nerf fémoral

4 • BLOC DU NERF CUTANÉ LATÉRAL DE CUISSE - Sonoanatomie de la région inguinale

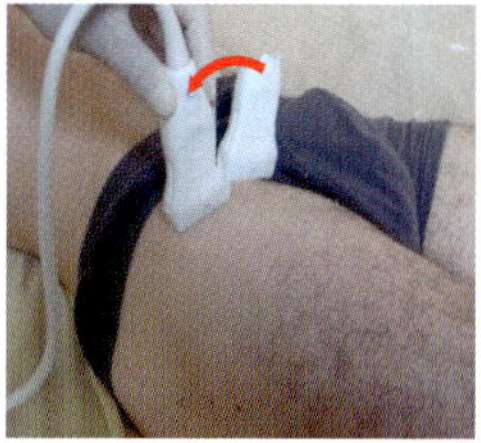

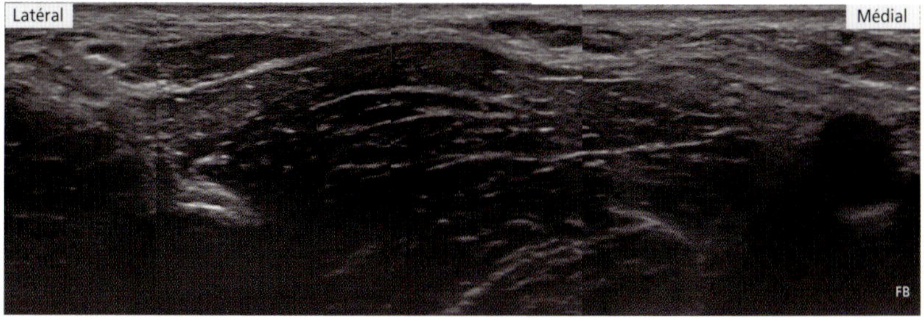

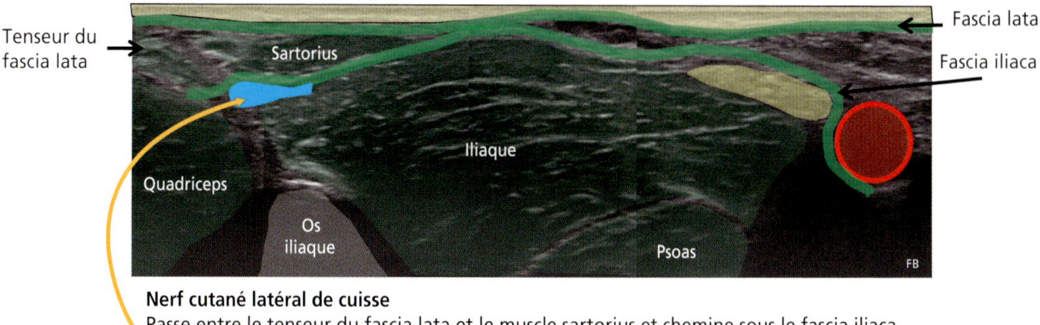

Nerf cutané latéral de cuisse

Passe entre le tenseur du fascia lata et le muscle sartorius et chemine sous le fascia iliaca

Zone d'infiltration = sous le fascia iliaca

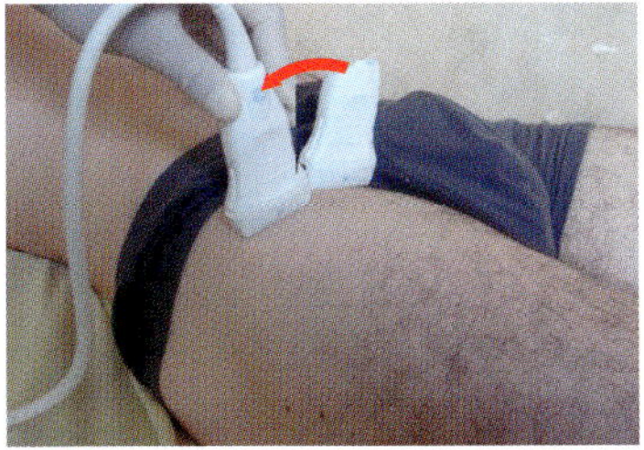

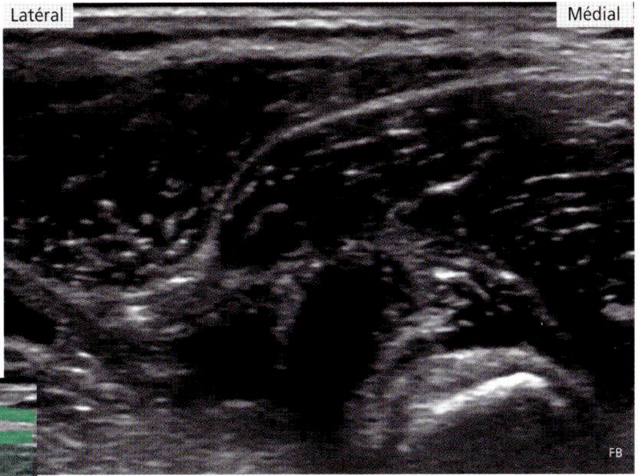
Latéral
Médial
FB

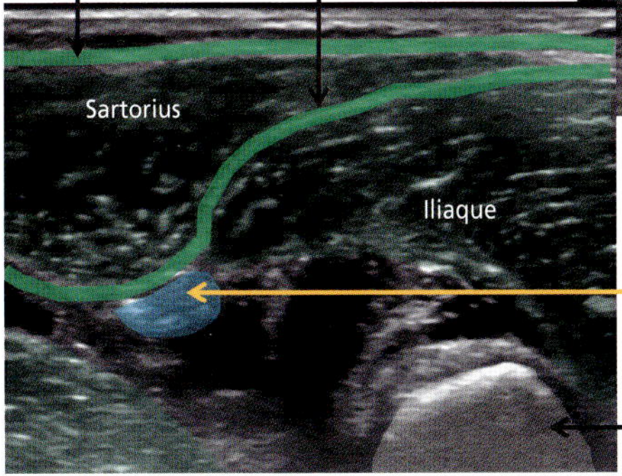
Fascia lata
Fascia iliaca
Sartorius
Iliaque
Zone d'infiltration du nerf cutané latéral de cuisse
chemine sous le fascia iliaca
Os iliaque

III

5 • BLOC DU NERF SAPHÈNE

- Indication : analgésie face médiale de la jambe
- Technique : repérage préalable de l'artère fémorale superficielle à la face interne de la cuisse. Le nerf saphène n'est pas visualisé dans la plupart des cas.
- Infiltration des anesthésiques locaux autour de l'artère

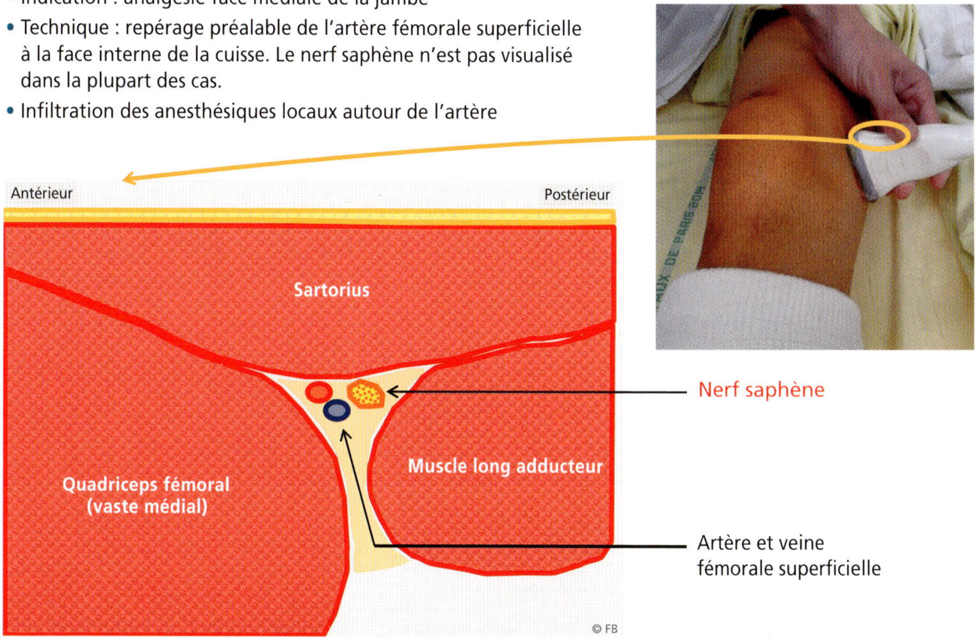

III 5 • Bloc du nerf saphène droit (1)

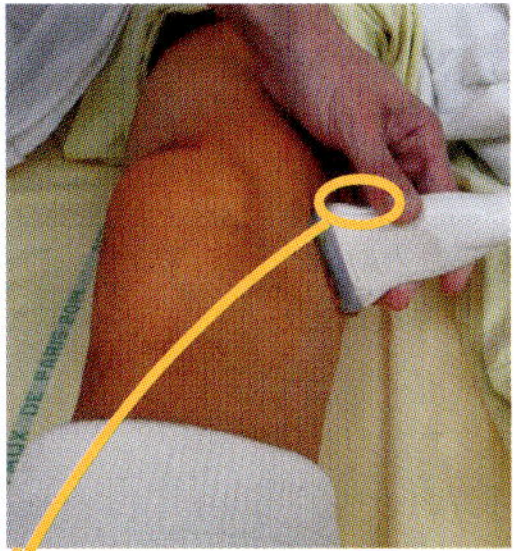

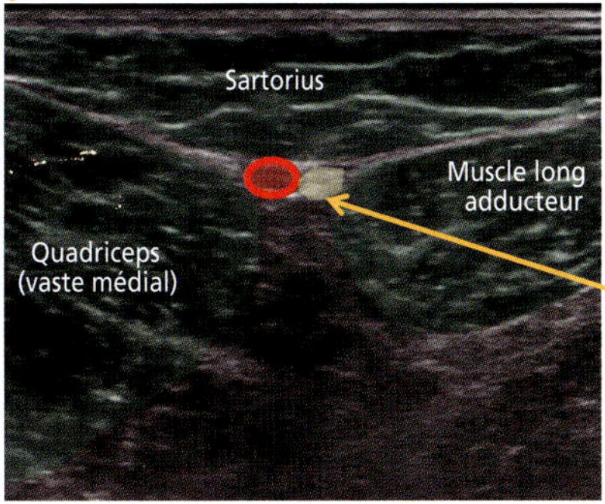

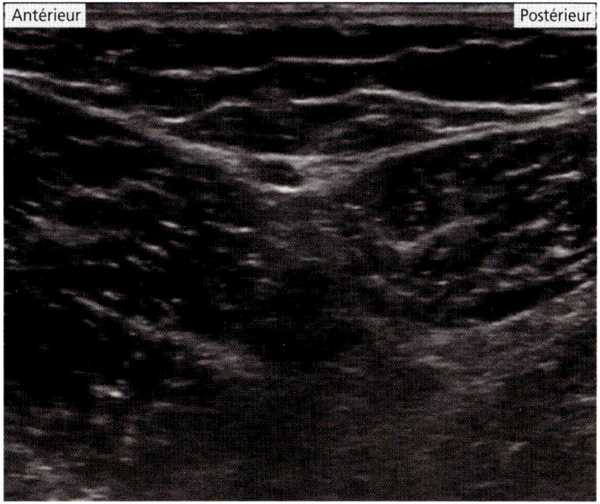

Nerf saphène
Parfois non visualisé, il est situé sous le muscle sartorius et entre les muscles quadriceps (vaste médial) et long adducteur

5 • Bloc du nerf saphène droit (2)

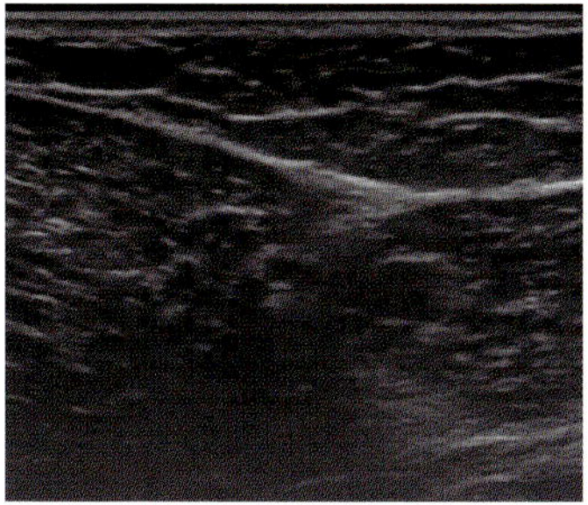

Mode 2 dimensions

Le nerf saphène n'est pas toujours visualisé, le repérage de l'artère fémorale superficielle permet de faciliter sa localisation

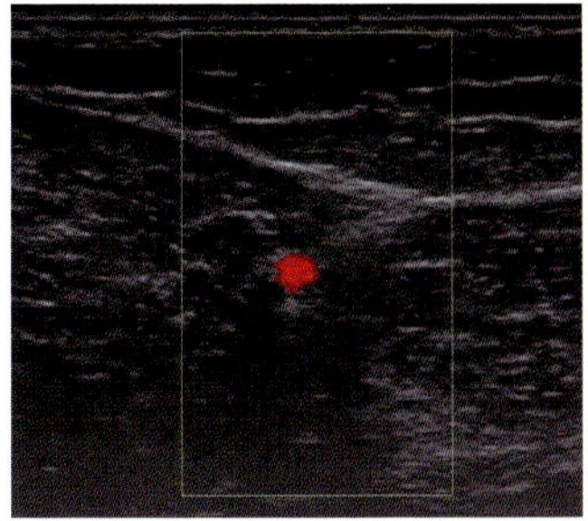

Mode couleur : artère fémorale superficielle pulsatile

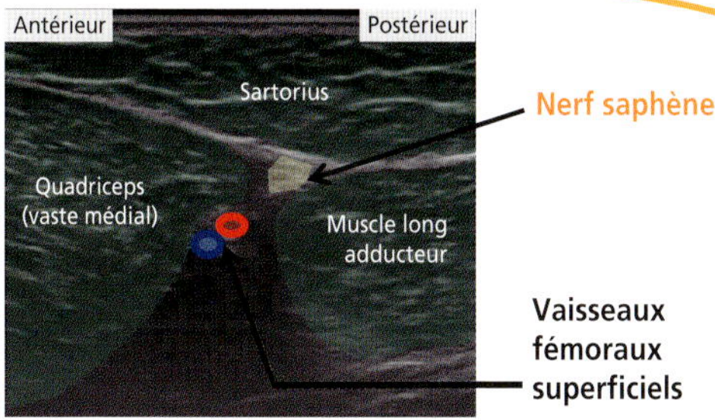

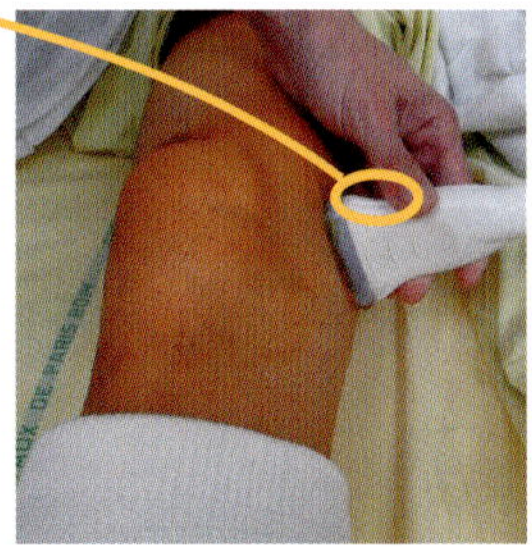

6 • BLOC DU NERF SCIATIQUE
Nerf sciatique : sous-glutéal

- Aiguille de 100 mm
- Indications : - associé au bloc fémoral en cas de chirurgie du genou et de la jambe
  - seul pour la chirurgie du pied

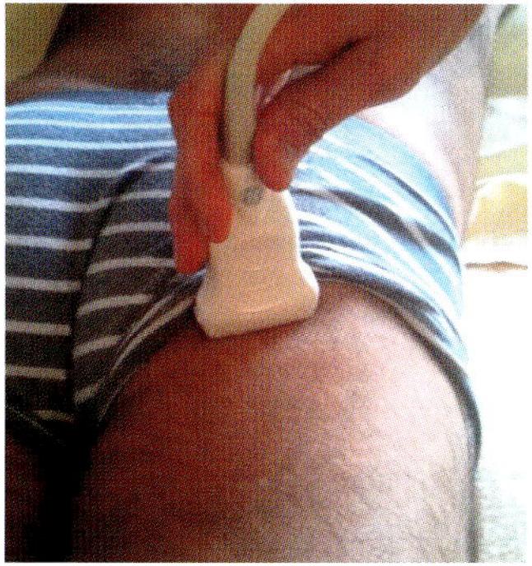

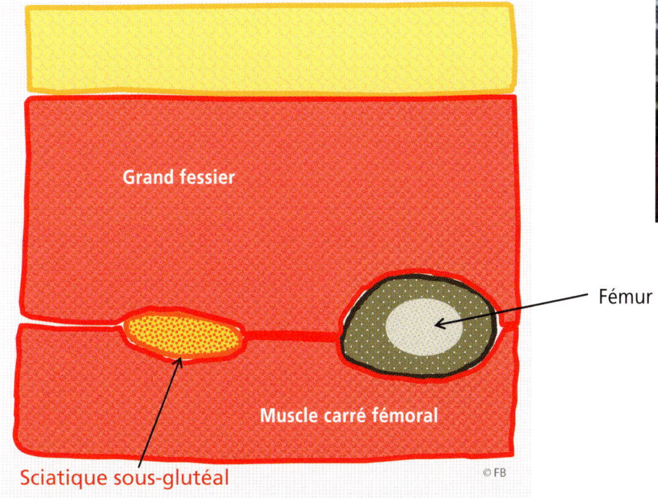

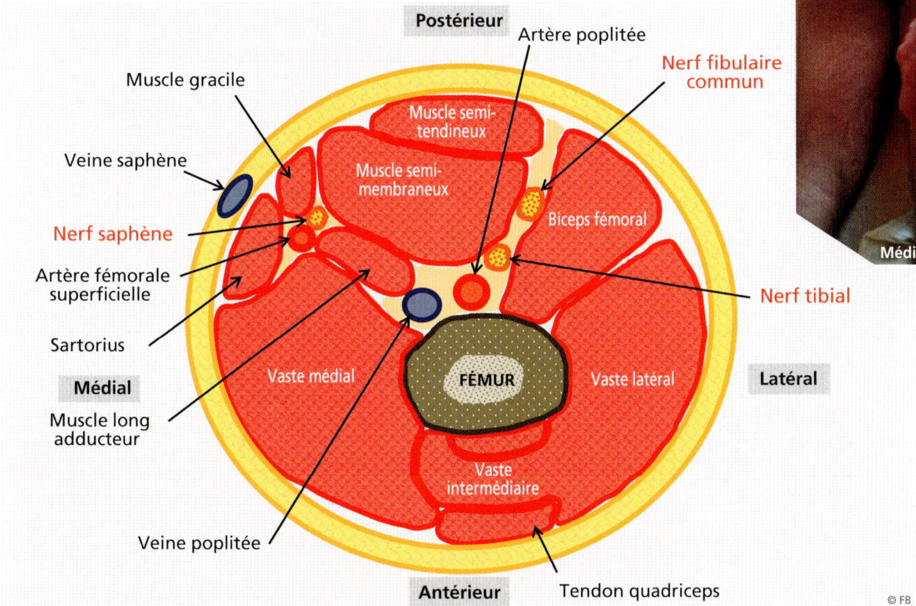
Postérieur
Artère poplitée
Nerf fibulaire commun
Muscle gracile
Muscle semi-tendineux
Veine saphène
Muscle semi-membraneux
Biceps fémoral
Nerf saphène
Artère fémorale superficielle
Nerf tibial
Sartorius
Médial
Vaste médial
FÉMUR
Vaste latéral
Latéral
Muscle long adducteur
Vaste intermédiaire
Veine poplitée
Antérieur
Tendon quadriceps
© FB

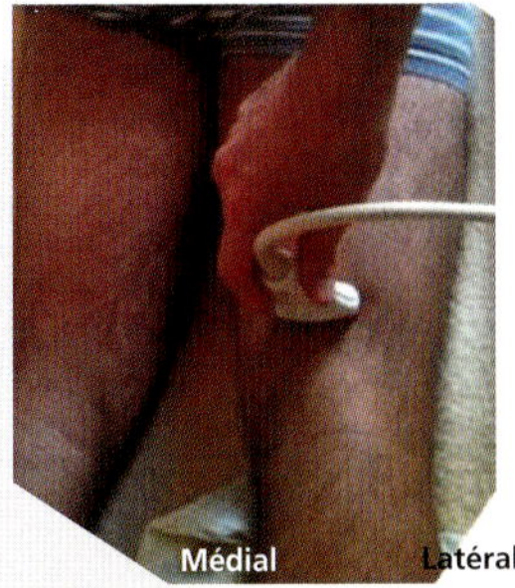
Médial
Latéral

III 6 • 1er cas : nerf sciatique sous-glutéal

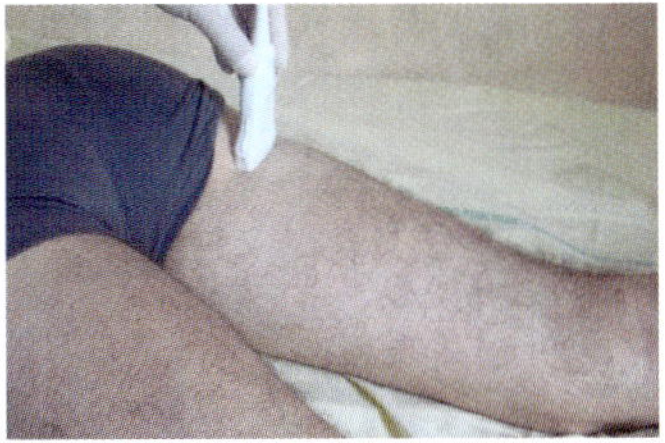

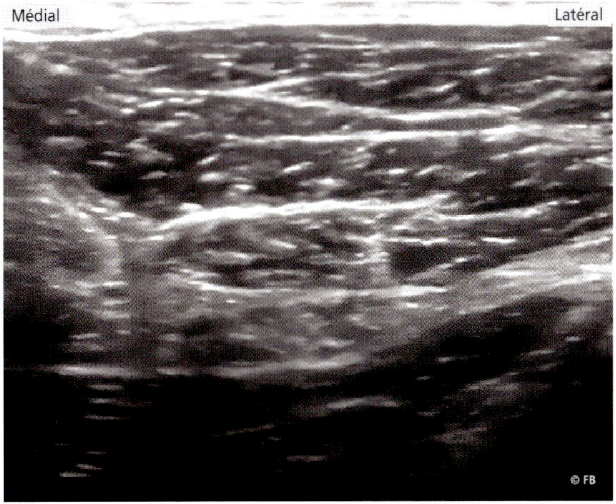

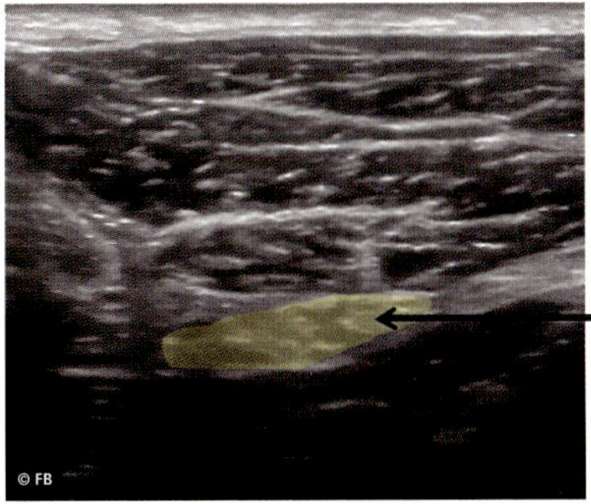

Nerf sciatique

6 • 1er cas : nerf sciatique au niveau du tiers supérieur de la cuisse

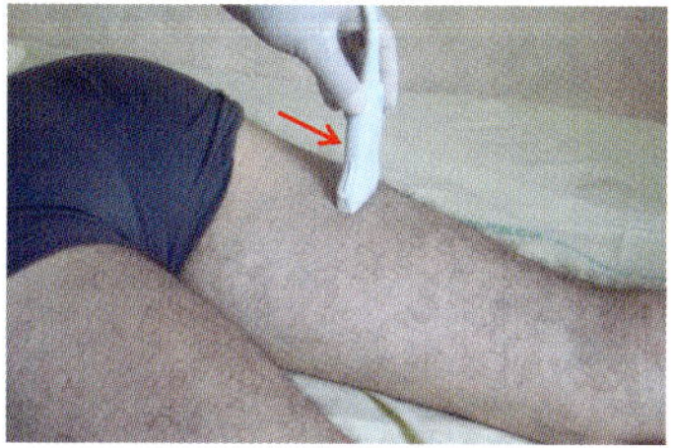

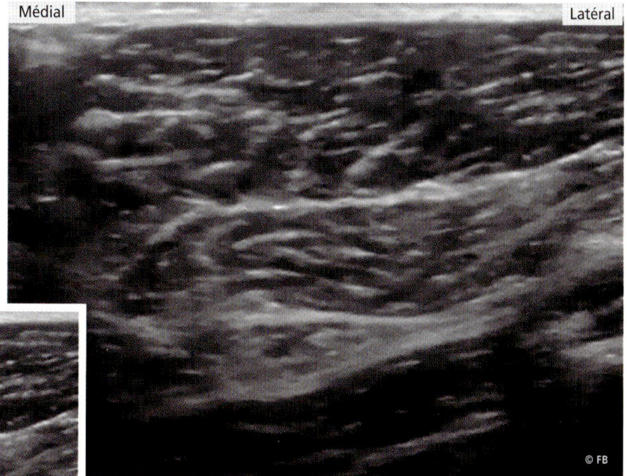

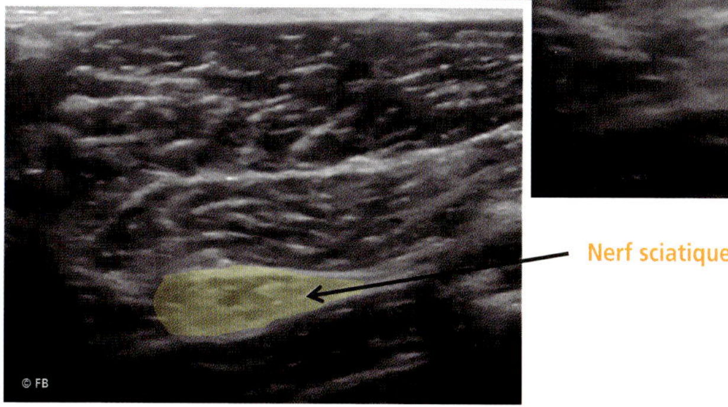

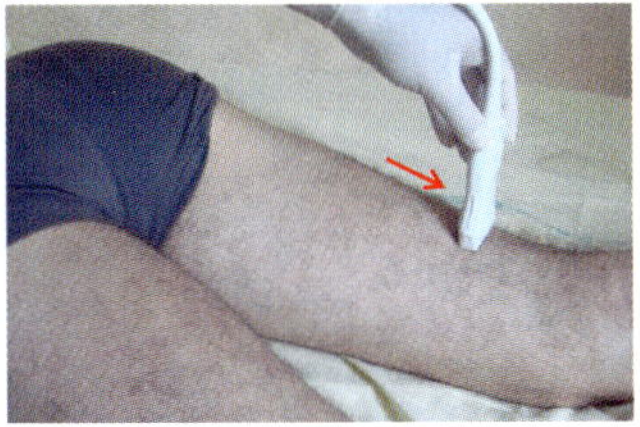

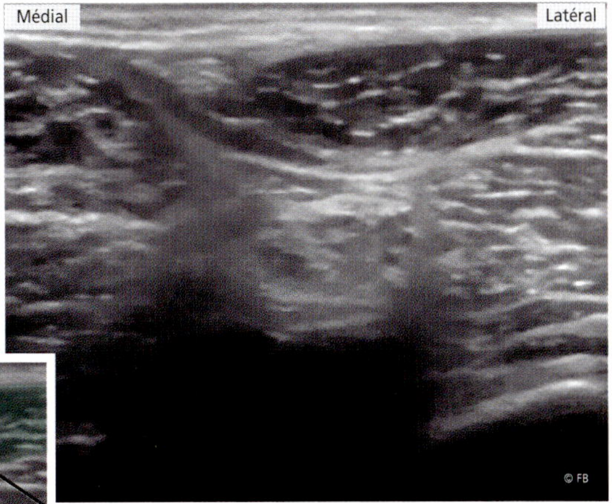
Médial
Latéral
© FB

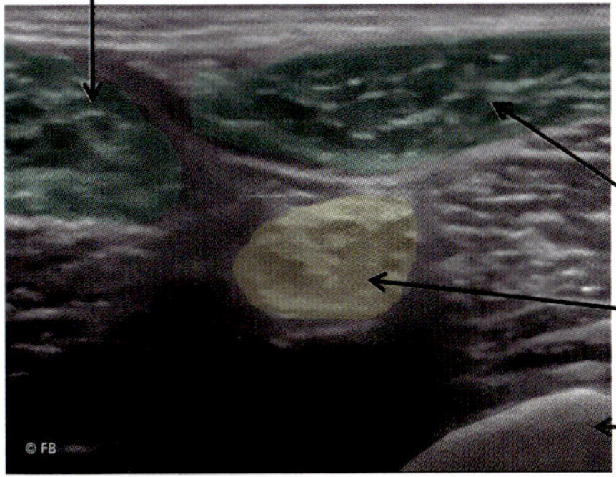
Semi membraneux
Biceps fémoral
Nerf sciatique
Fémur
© FB

III 6 • 1er cas : nerf sciatique au niveau de la division

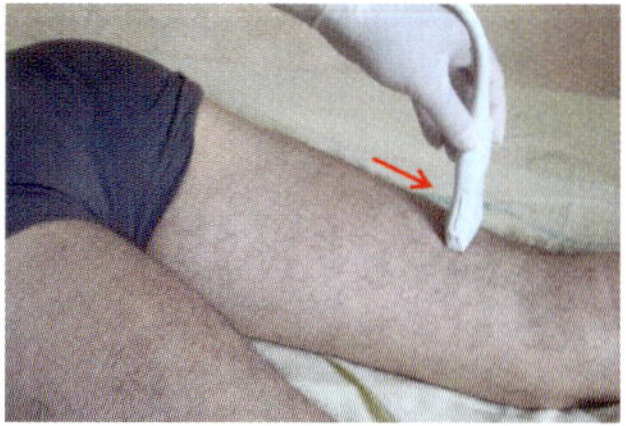

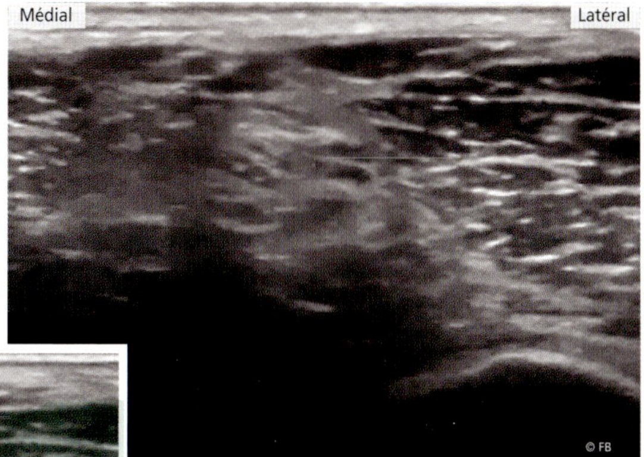

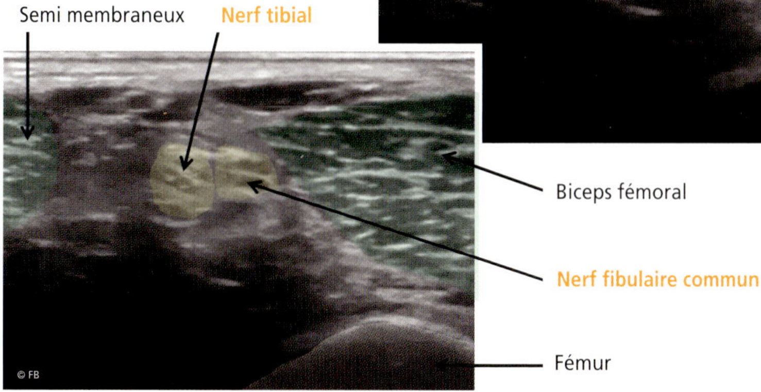

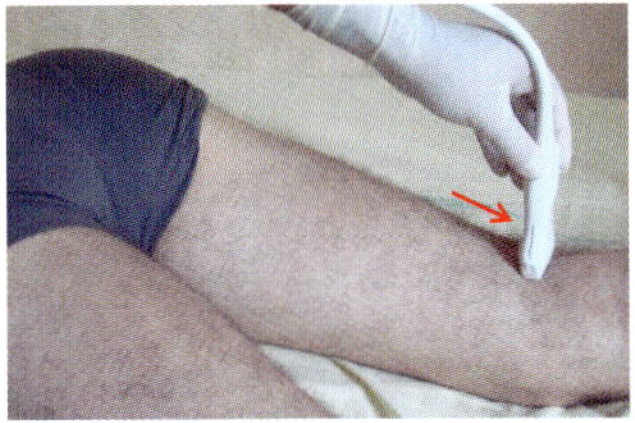

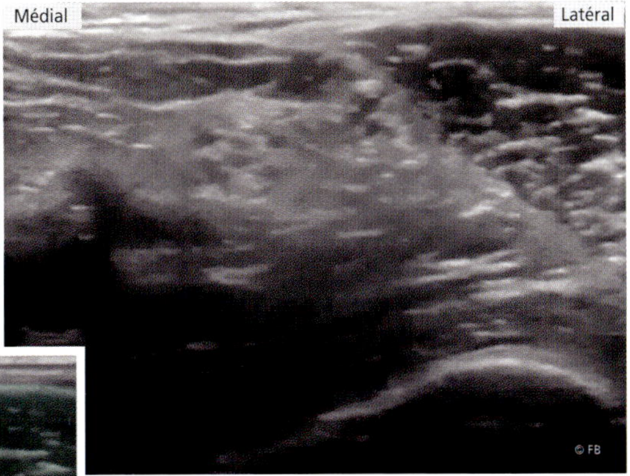
Médial
Latéral
© FB

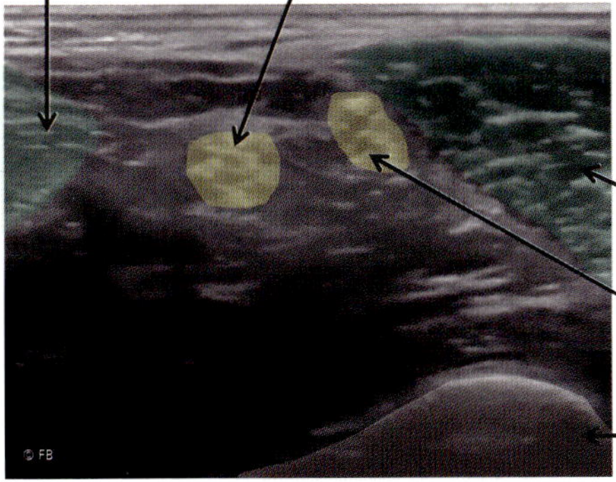
Semi membraneux
Nerf tibial
Biceps fémoral
Nerf fibulaire commun
Fémur
© FB

6 • 2e cas : nerf sciatique au niveau du tiers moyen de la cuisse

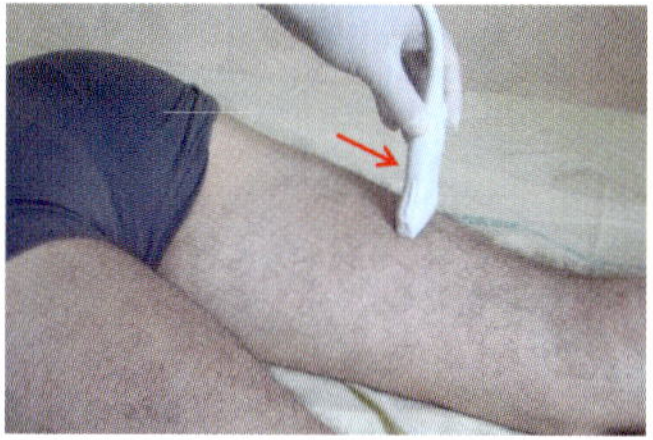

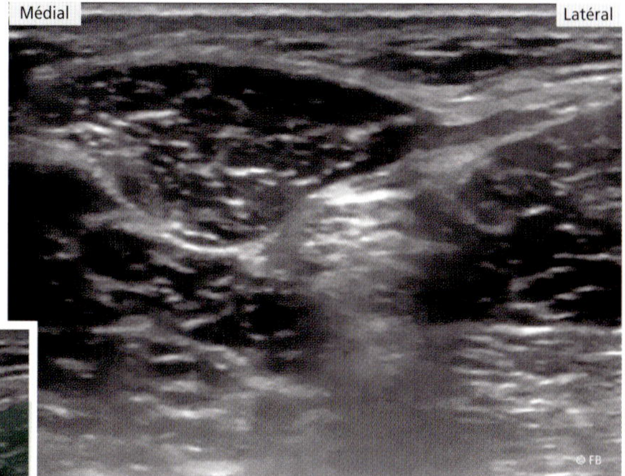

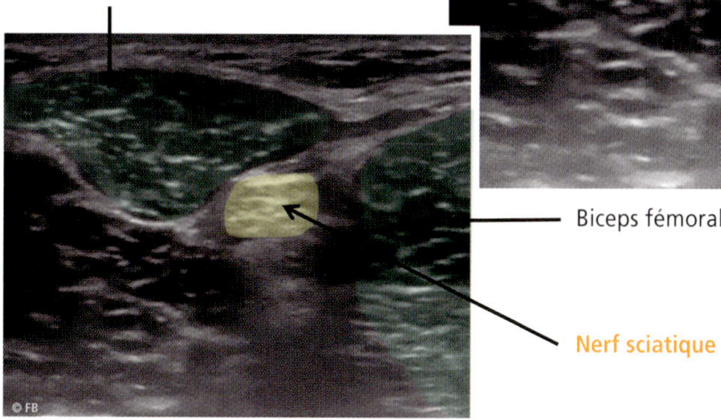

III 6 • 2^e cas : nerf sciatique au niveau de la division

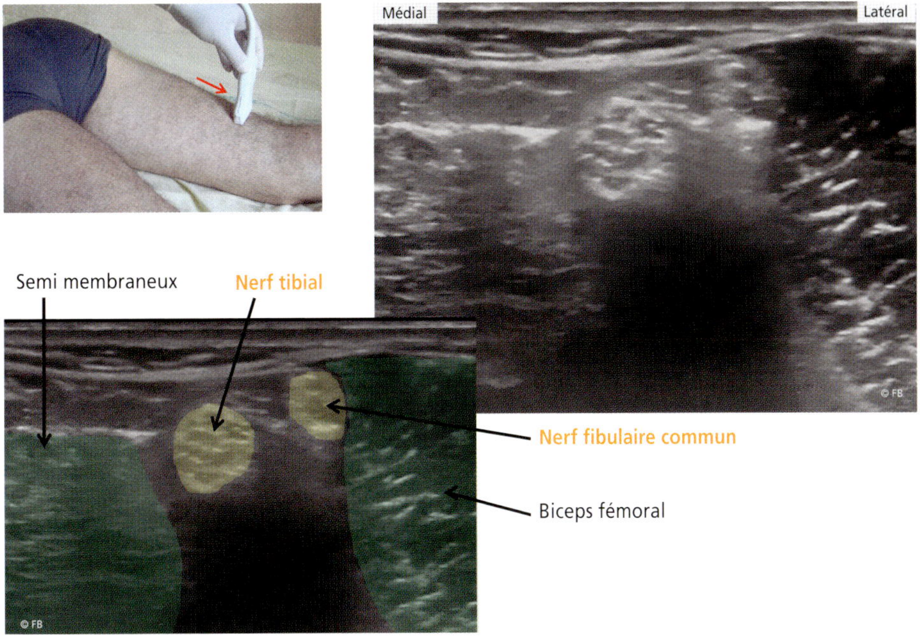

III 6 • 2e cas : nerf sciatique au niveau du genou

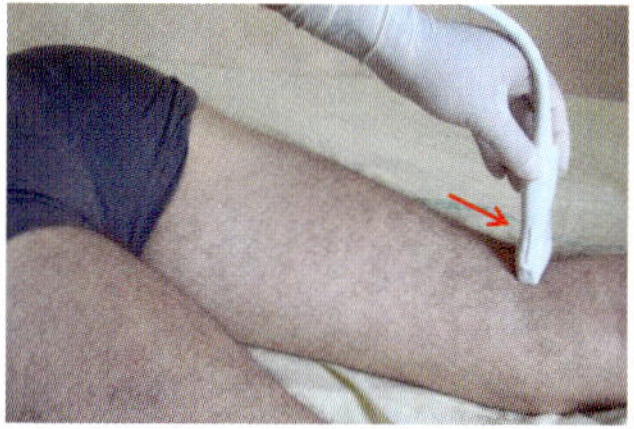

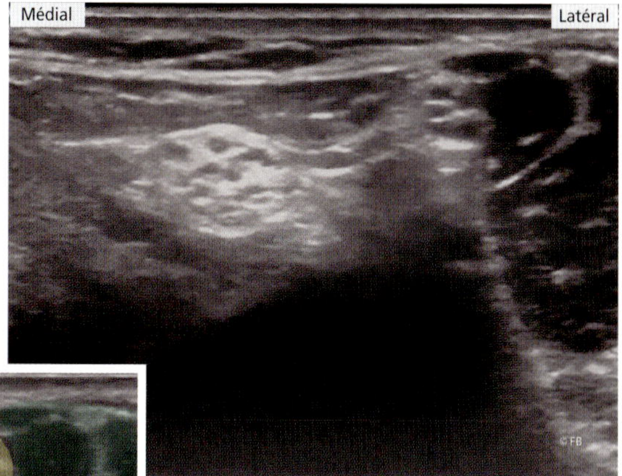

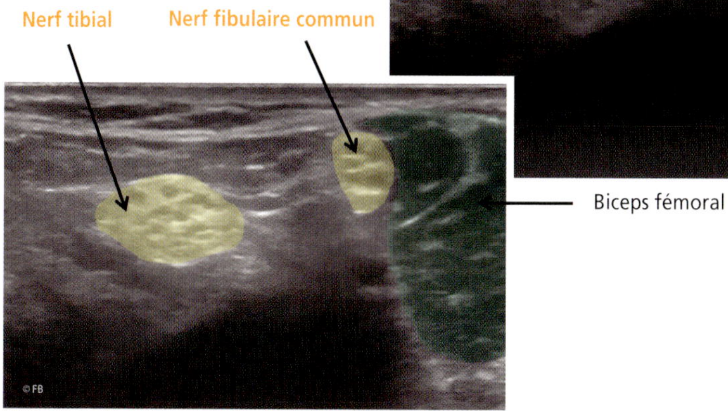

IV

BLOCS DU TRONC

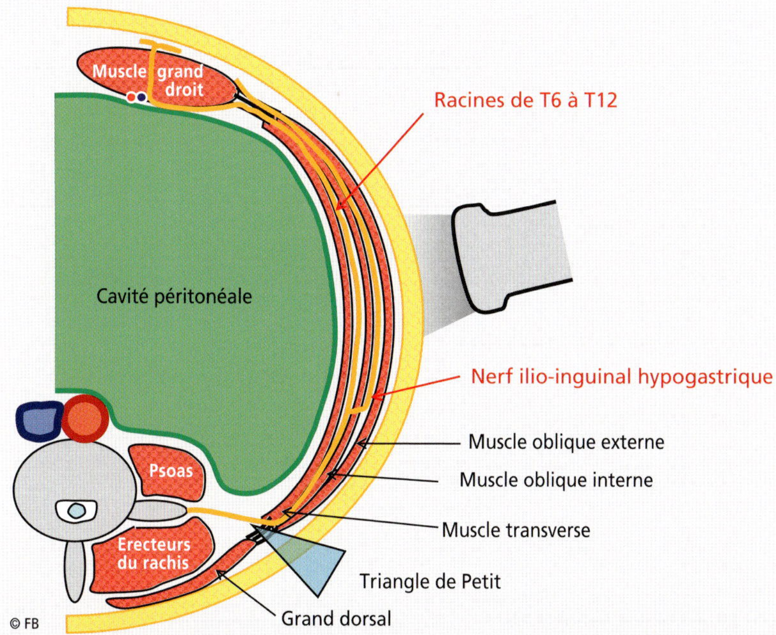
Muscle grand droit
Racines de T6 à T12
Cavité péritonéale
Nerf ilio-inguinal hypogastrique
Muscle oblique externe
Psoas
Muscle oblique interne
Muscle transverse
Erecteurs du rachis
Triangle de Petit
Grand dorsal
© FB

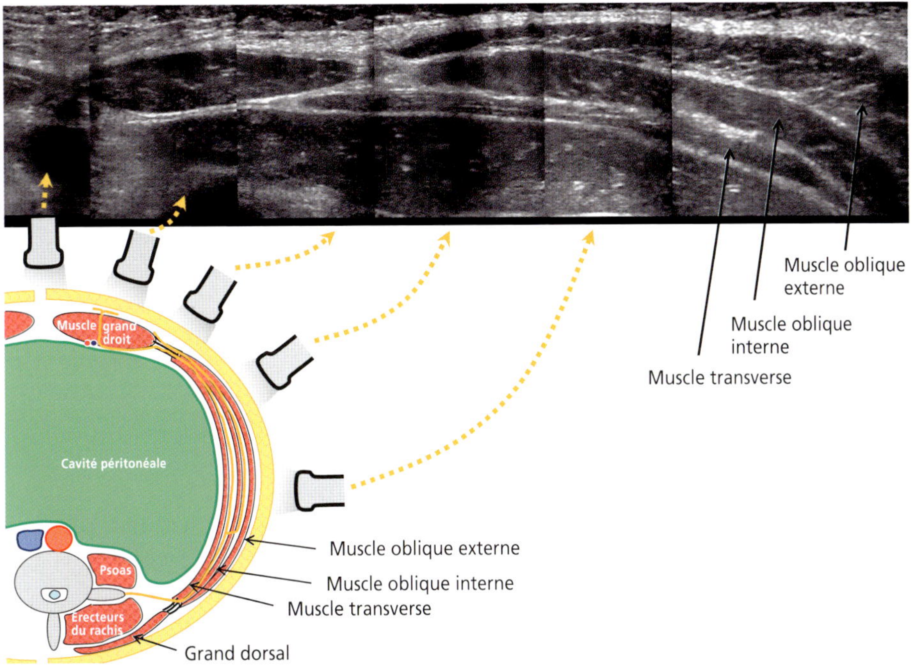
Muscle oblique externe
Muscle oblique interne
Muscle transverse
Muscle grand droit
Cavité péritonéale
Psoas
Érecteurs du rachis
Muscle oblique externe
Muscle oblique interne
Muscle transverse
Grand dorsal

1 • TAP BLOC *Tranversus Abdominis Plane Block*

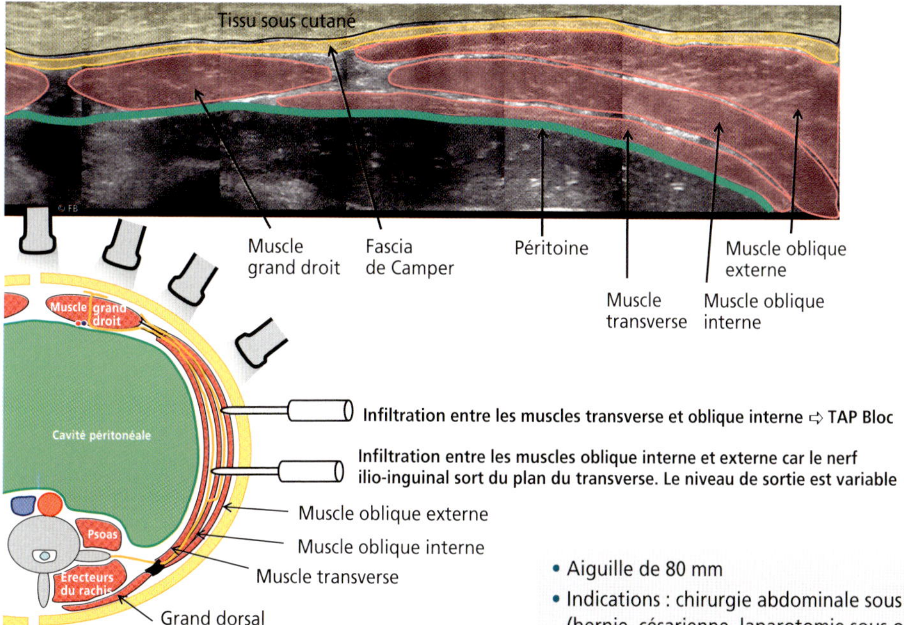

- Aiguille de 80 mm
- Indications : chirurgie abdominale sous ombilicale (hernie, césarienne, laparotomie sous ombilicale)

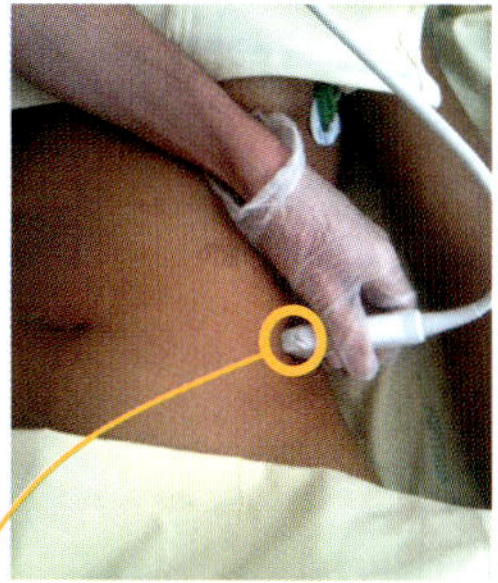

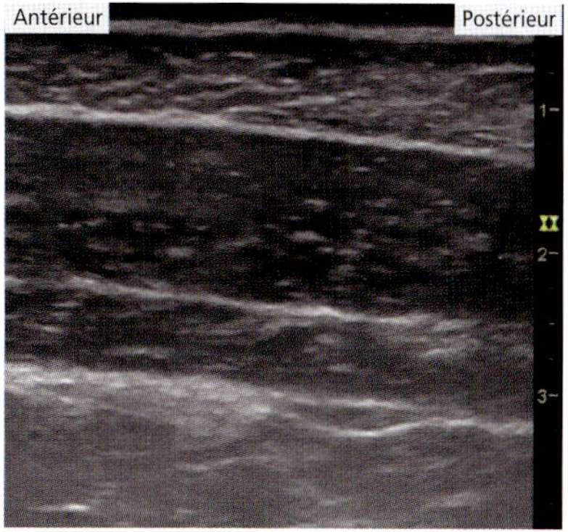
Antérieur
Postérieur

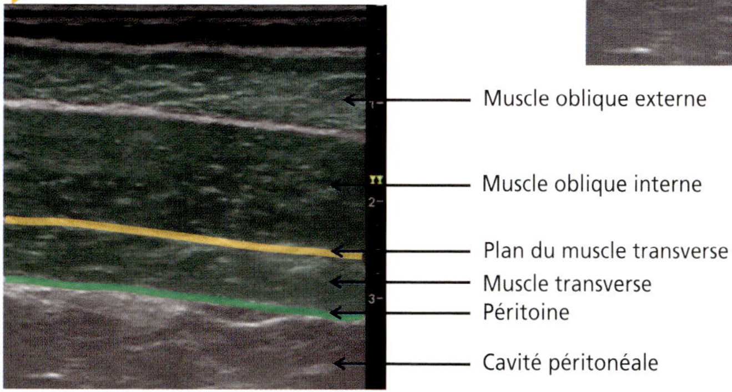
Muscle oblique externe
Muscle oblique interne
Plan du muscle transverse
Muscle transverse
Péritoine
Cavité péritonéale

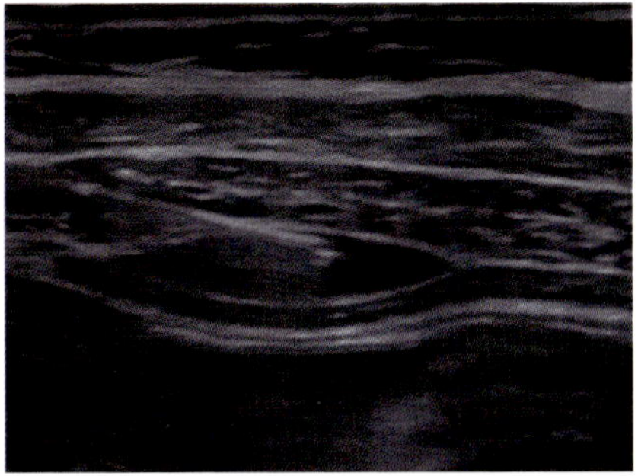

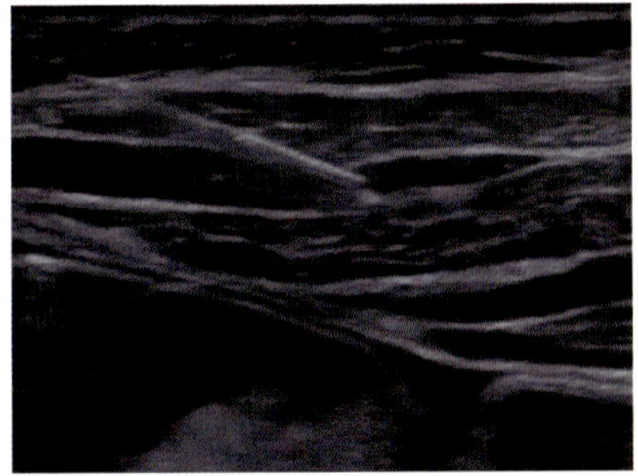

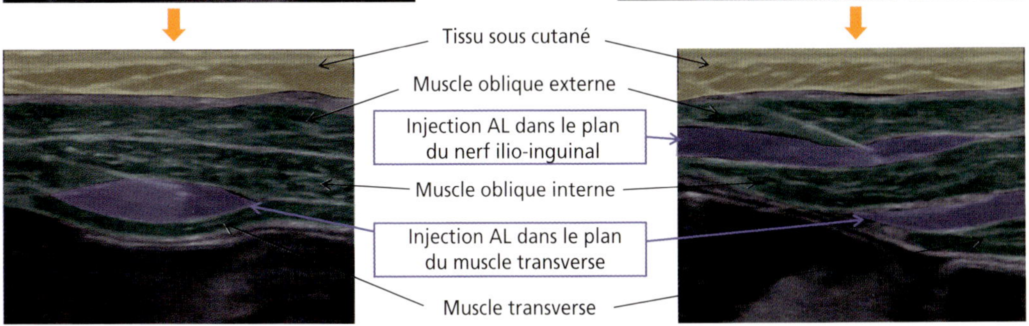
Tissu sous cutané
Muscle oblique externe
Injection AL dans le plan du nerf ilio-inguinal
Muscle oblique interne
Injection AL dans le plan du muscle transverse
Muscle transverse

IV 1 • Bloc des grands droits

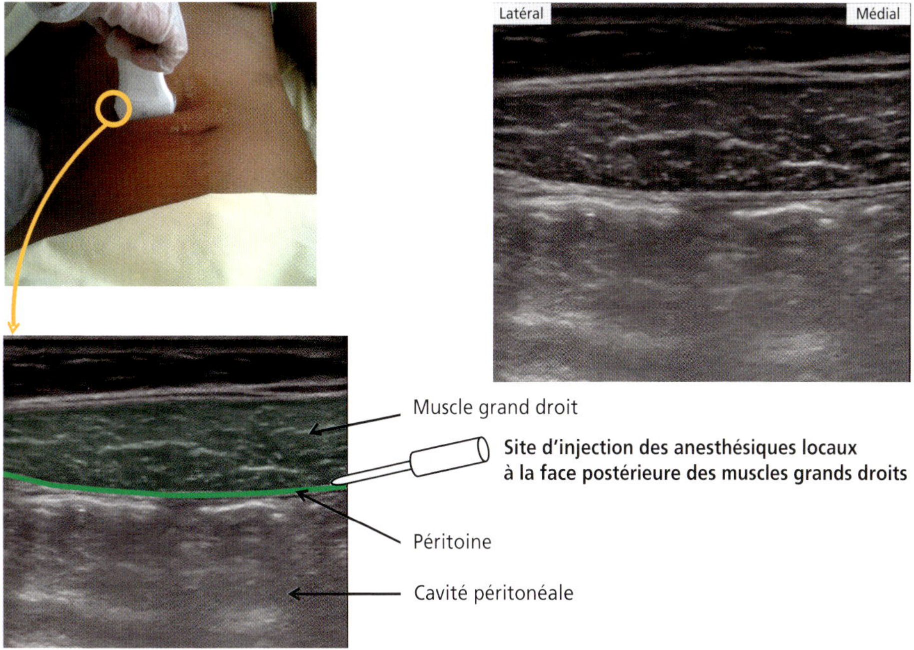

2 • BLOC PARAVERTÉBRAL

- Aiguille de 80 mm
- Indications : chirurgie mammaire, chirurgie thoracique, chirurgie abdominale latérale (rein)
- Infiltration dans l'espace paravertébral qui contient la chaine sympathique, les rameaux postérieurs dorsaux et le nerf intercostal

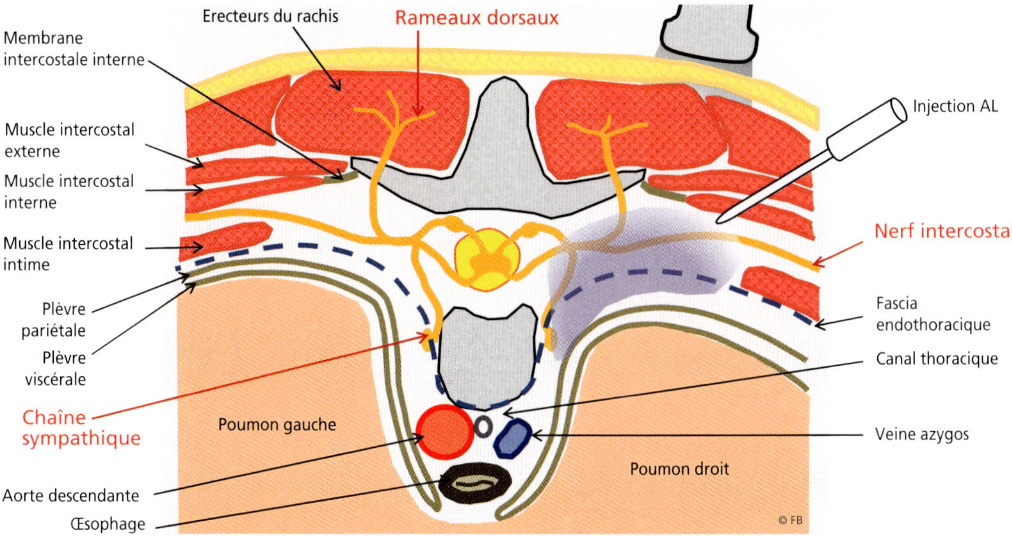

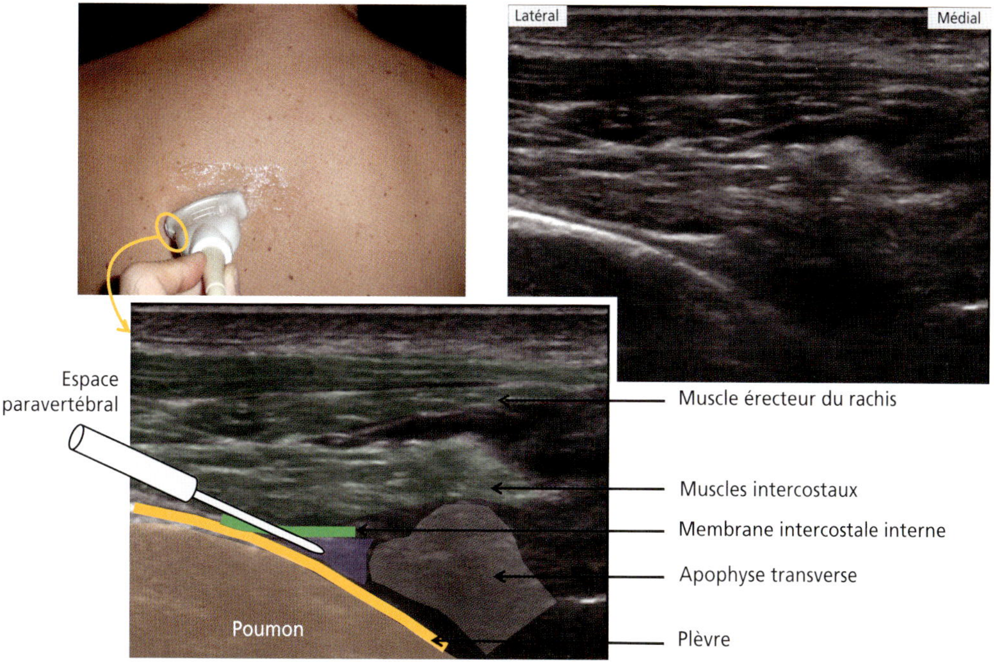

Latéral
Médial
Espace
paravertébral
Muscle érecteur du rachis
Muscles intercostaux
Membrane intercostale interne
Apophyse transverse
Poumon
Plèvre

2 • Bloc paravertébral (2)

Champ des ultrasons
sur la côte ➪ cône d'ombre

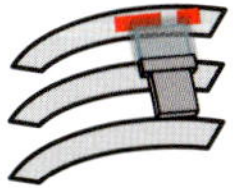

Visualisation de l'espace intercostal
avec la plèvre et le poumon

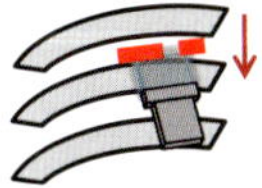

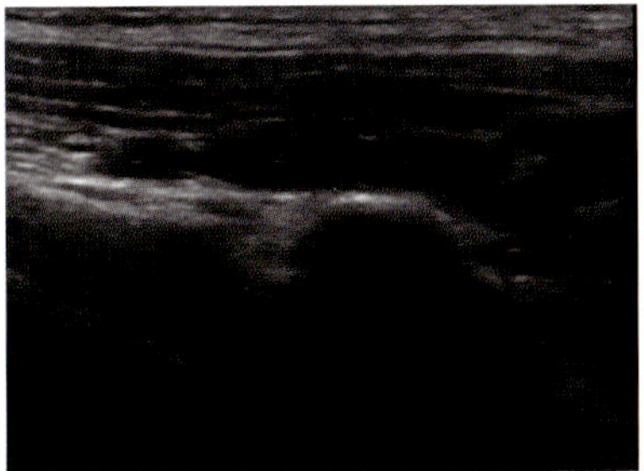

Déplacer et incliner la sonde pour orienter les ultrasons dans le plan de l'espace intercostal

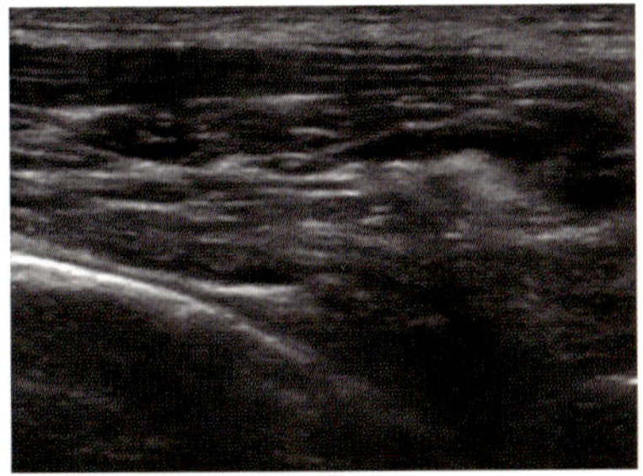

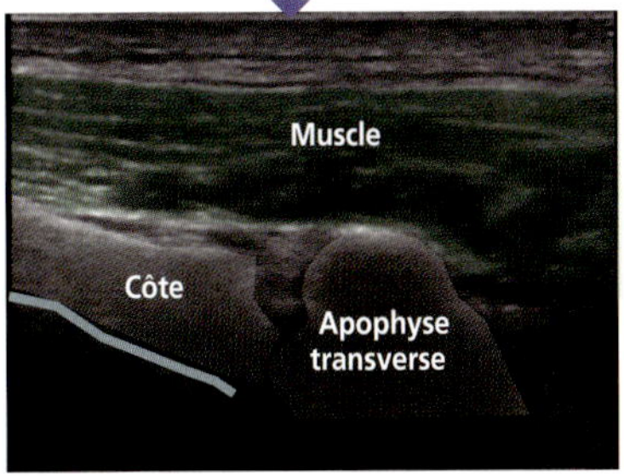

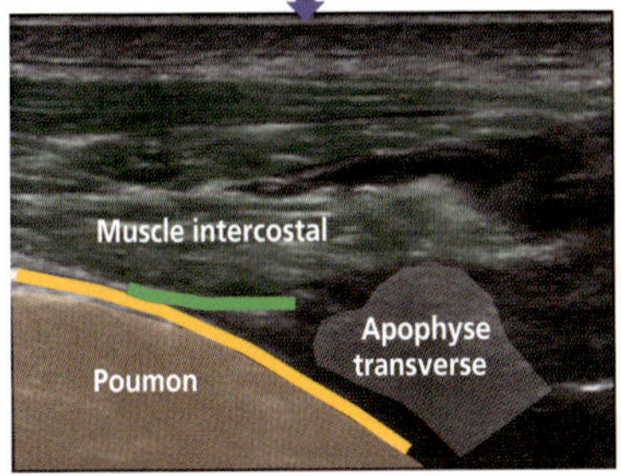

3 • BLOC PECTORAL

- L'innervation sensitive cutanée du sein provient des rameaux cutanés perforants des nerfs intercostaux
- Les muscles grand et petit pectoral sont innervés par les nerfs pectoraux
- Les nerfs pectoraux cheminent dans le plan interpectoral (le muscle petit pectoral est profond et le muscle grand pectoral est superficiel). Ils sont accompagnés de l'artère acromiothoracique

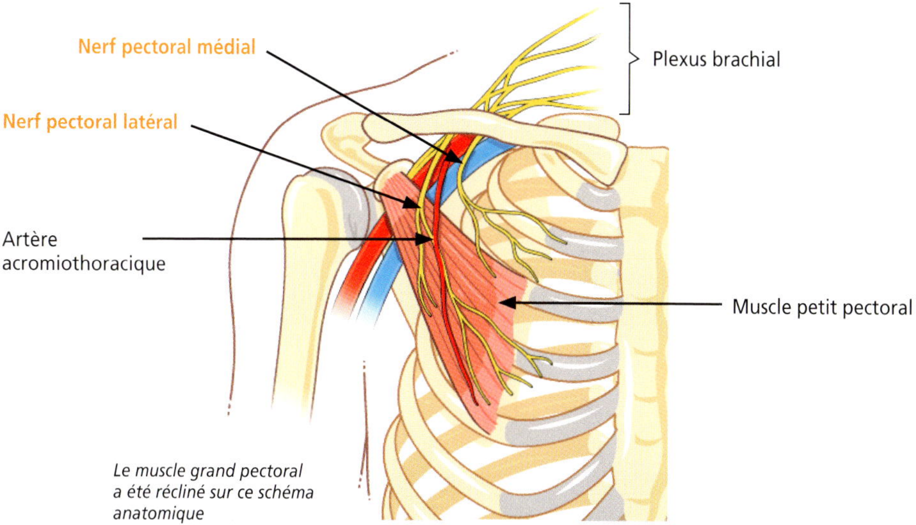

Le muscle grand pectoral a été récliné sur ce schéma anatomique

3 • Bloc pectoral (1)

- Aiguille de 50 mm au minimum, 80 mm idéalement
- Indications : chirurgie mammaire, chirurgie abordant les muscles pectoraux

Pas d'effet sur la sensibilité cutanée sauf par diffusion aux branches cutanées des nerfs intercostaux

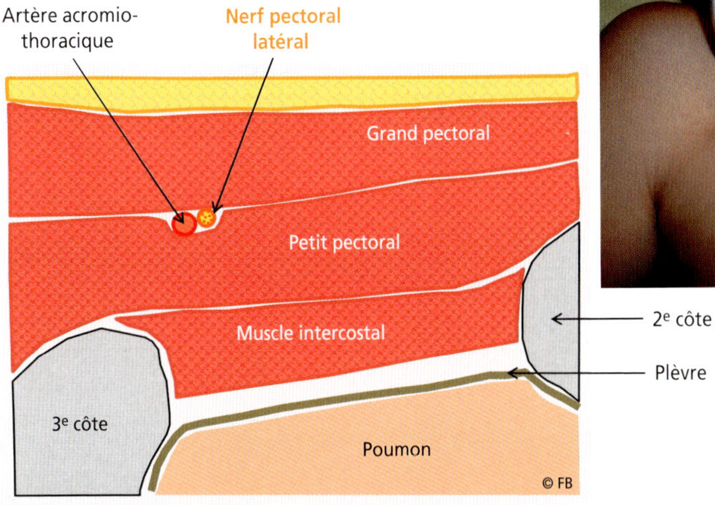

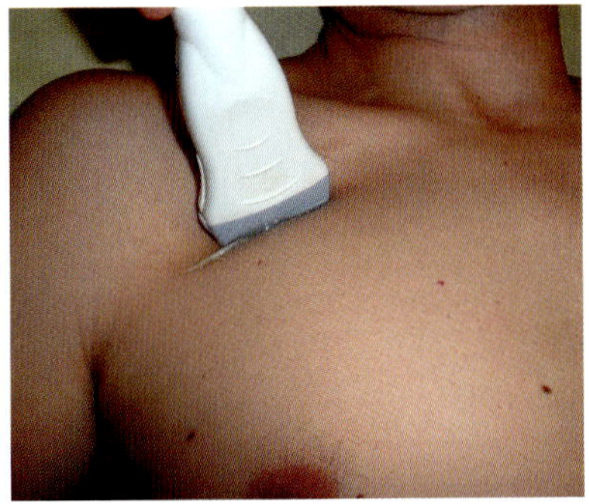

3 • Bloc pectoral (2)

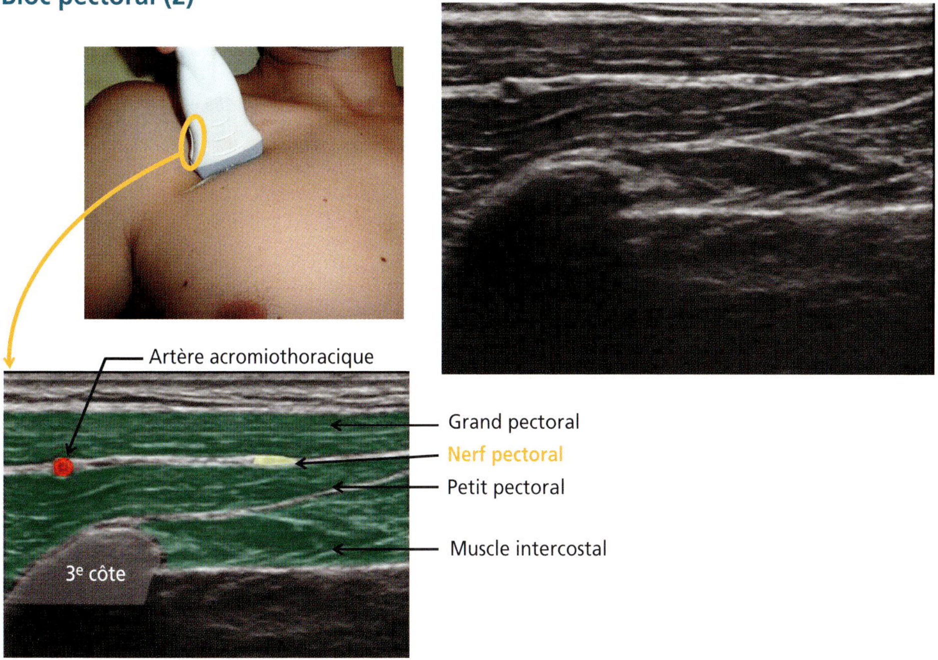

4 • REPÉRAGE ÉCHOGRAPHIQUE DU RACHIS

Le repérage échographique du rachis est utile :
- pour préciser le niveau vertébral
- pour repérer les vertèbres et l'angle de ponction
- chez le patient obèse
- pour réduire le nombre de ponctions notamment chez les patients « difficiles »

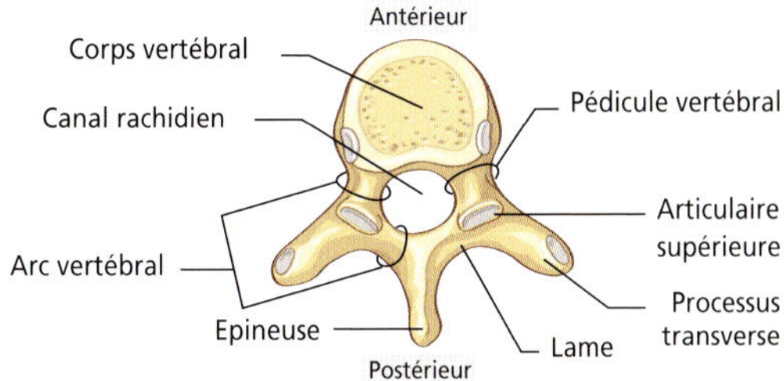

3 coupes échographiques : sagittale médiane, sagittale paramédiane oblique et transversale

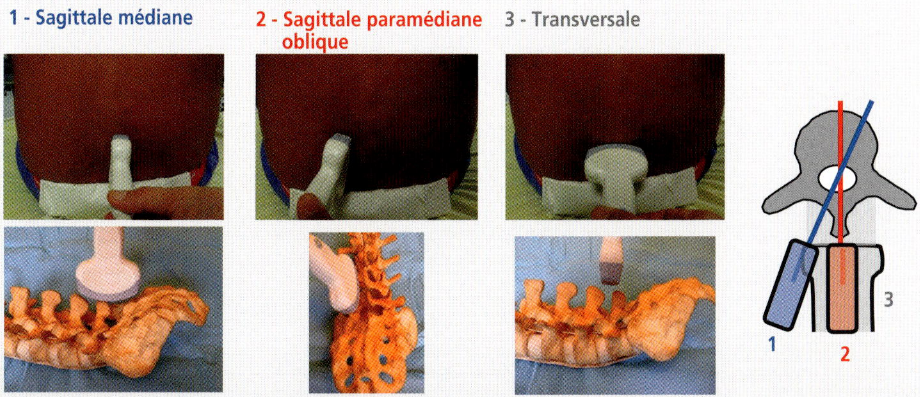

4 • Coupe sagittale médiane

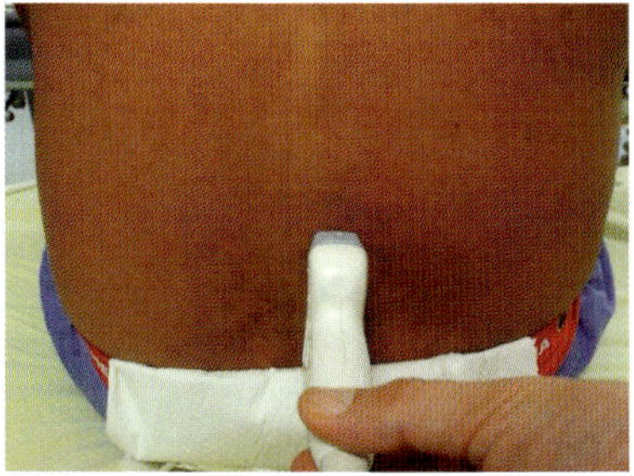

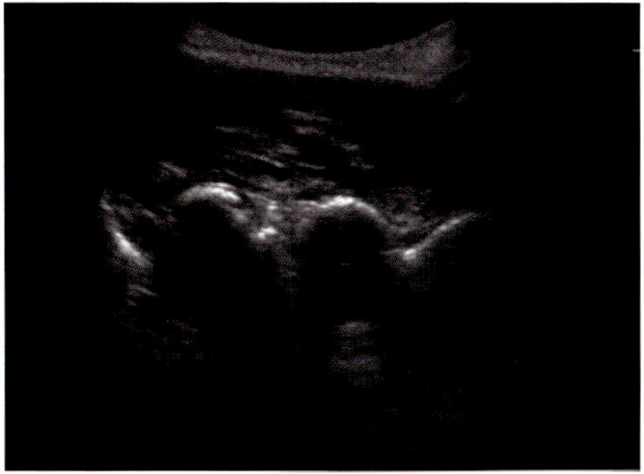

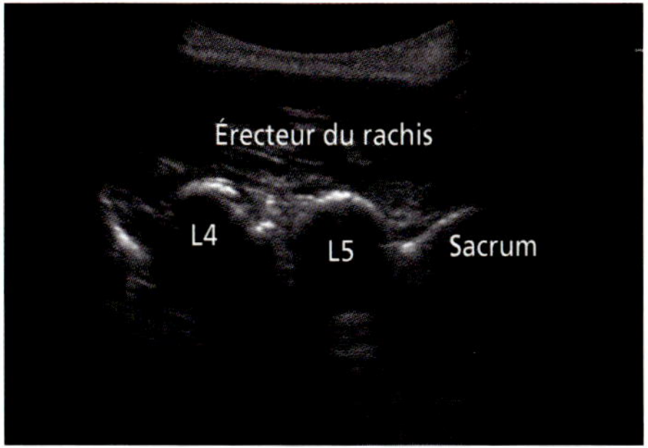

La coupe sagittale médiane est peu informative car le cône d'ombre acoustique des épineuses est très important

Cette coupe permet le repérage du niveau vertébral

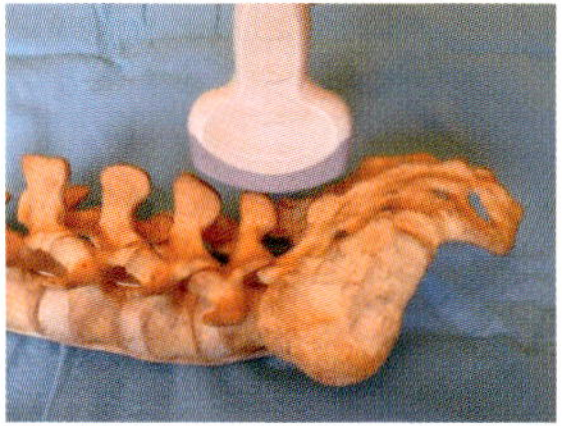

4 • Coupe sagittale paramédiane oblique (1)

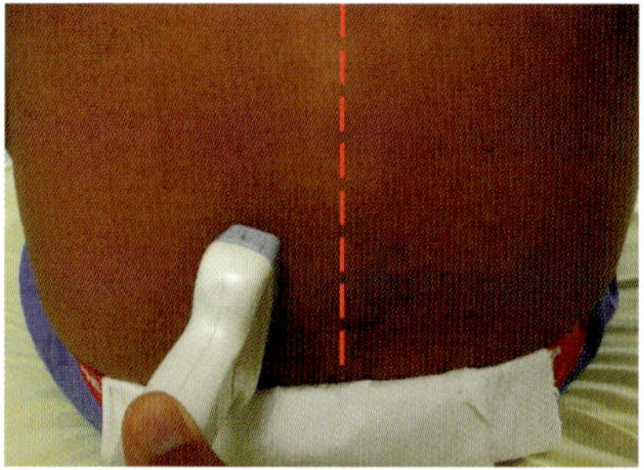

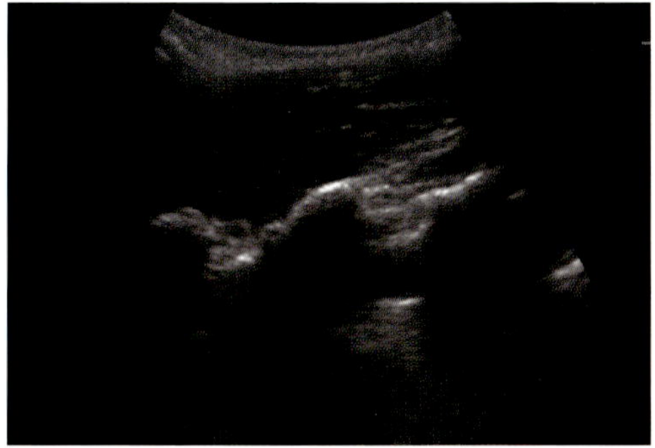

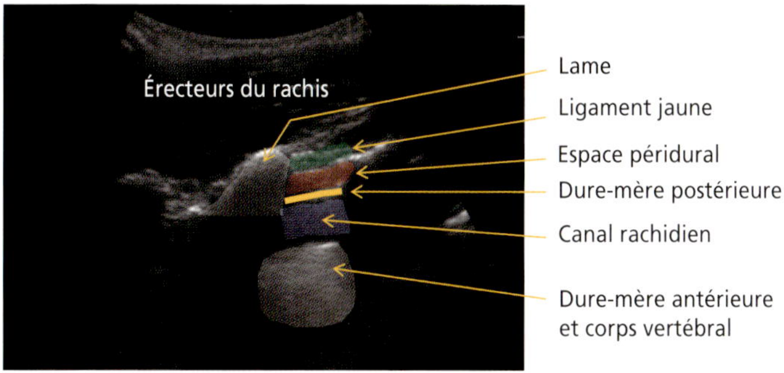

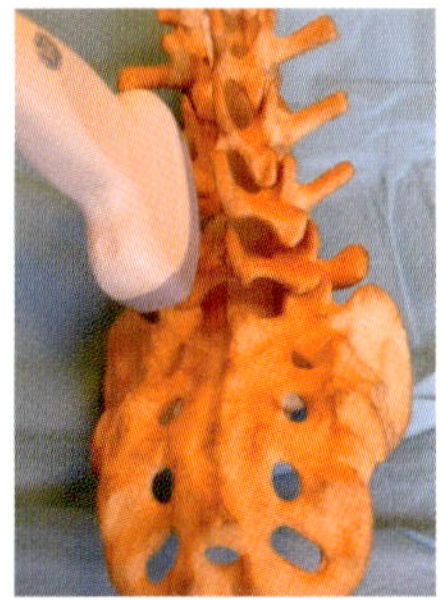

IV 4 • Coupe sagittale paramédiane oblique (2)

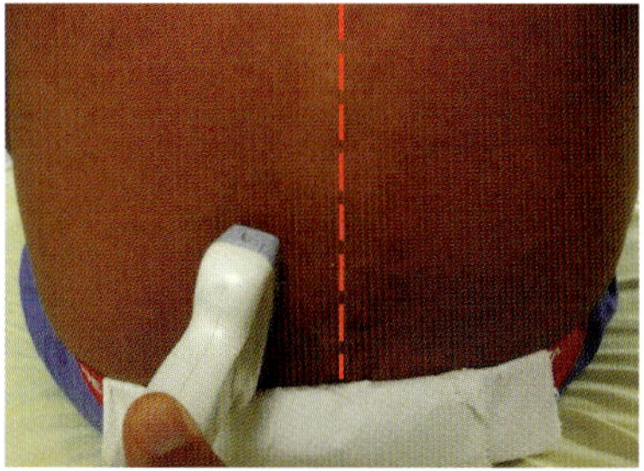

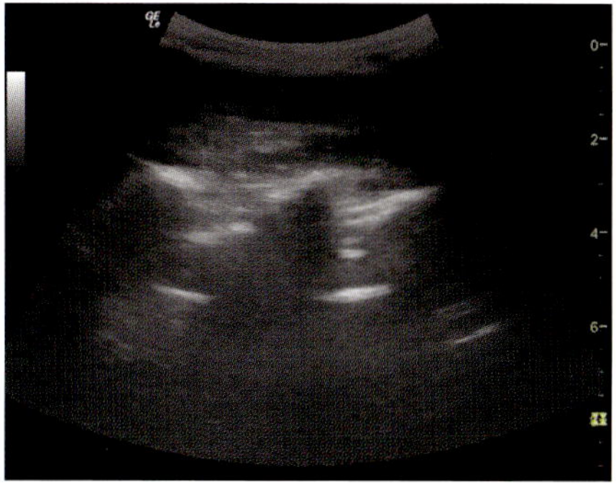

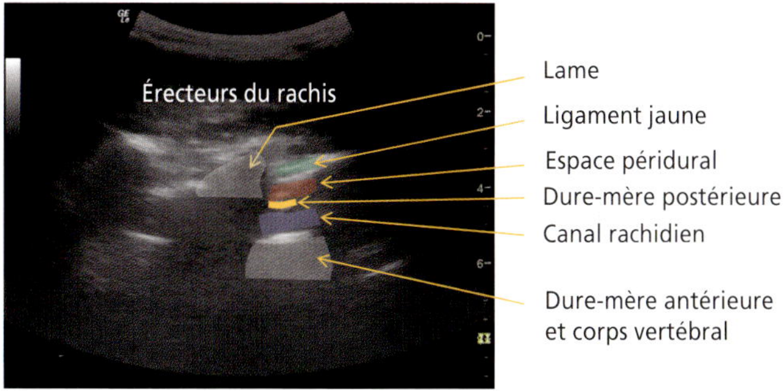

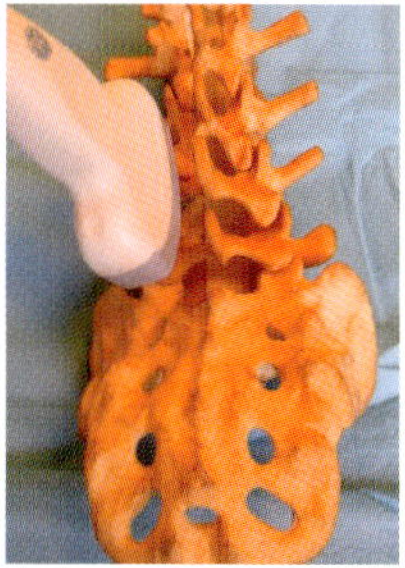

IV 4 • Coupe transversale (1)

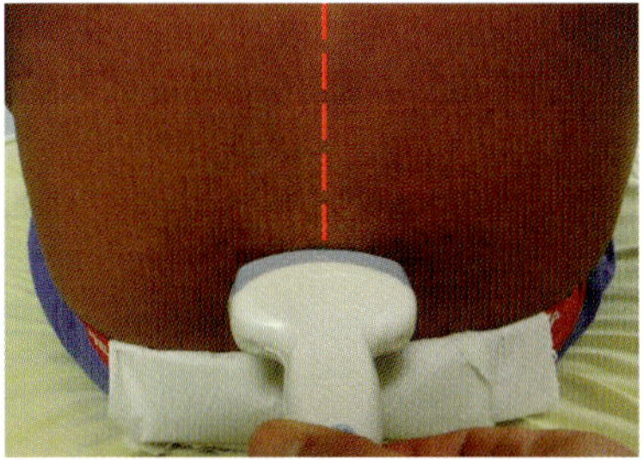

Coupe transversale du rachis

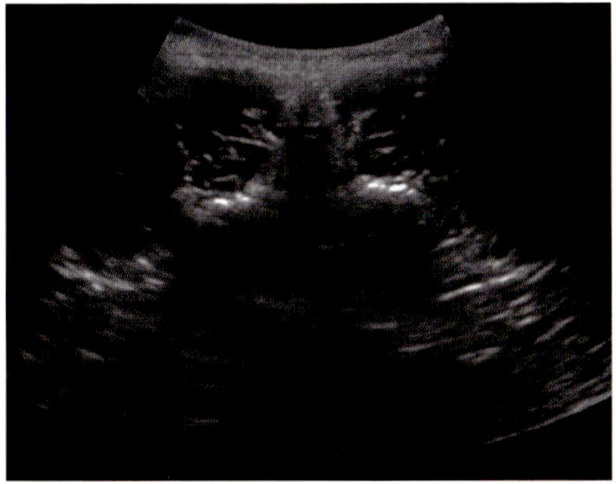

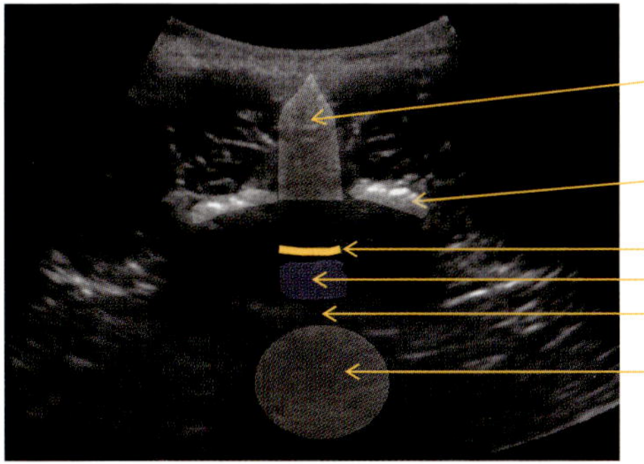

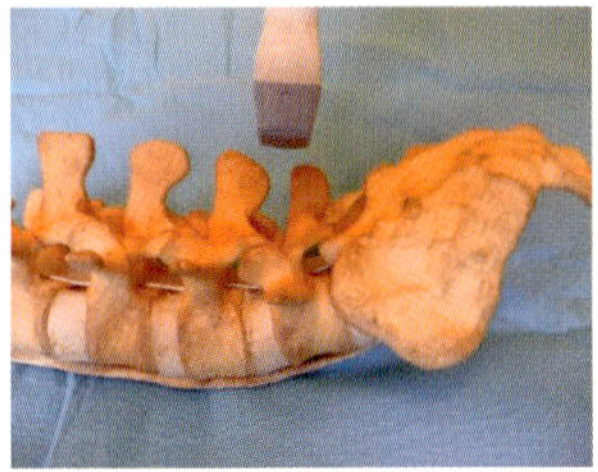

4 • Coupe transversale (2)

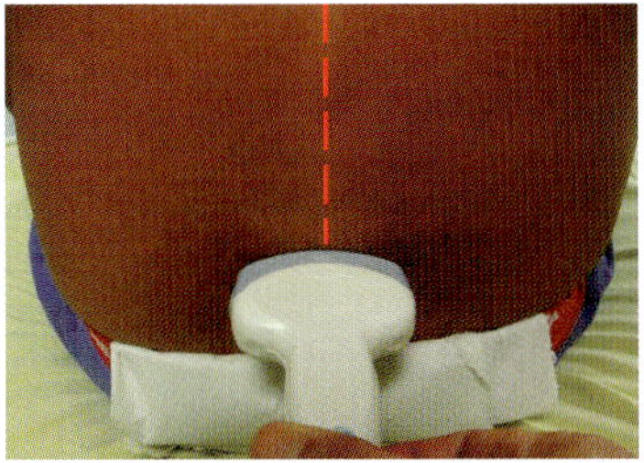

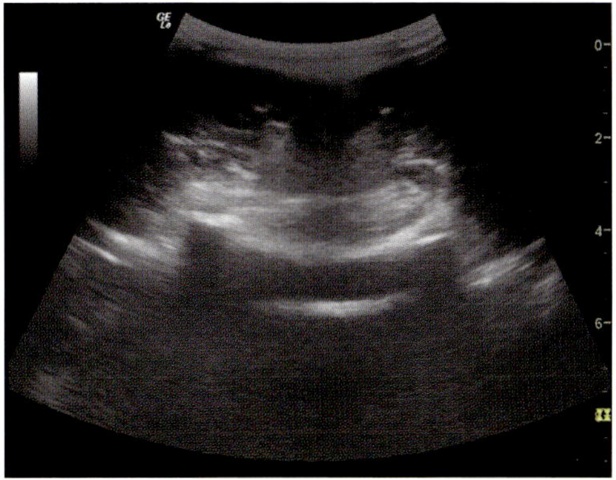

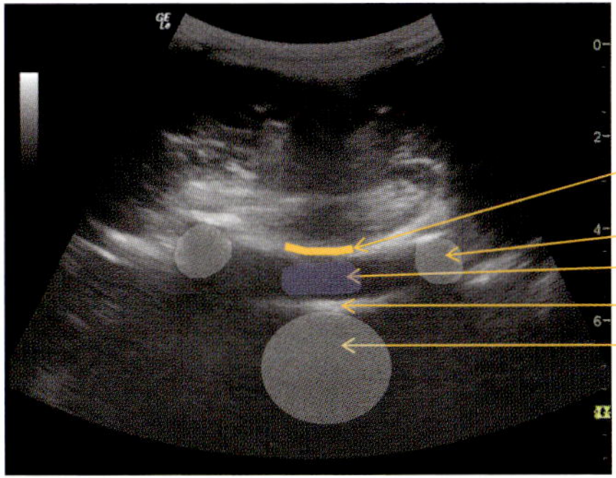

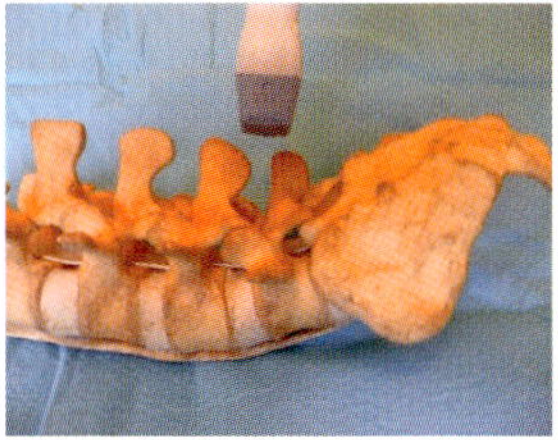

IV 4 • Coupe transversale (3)

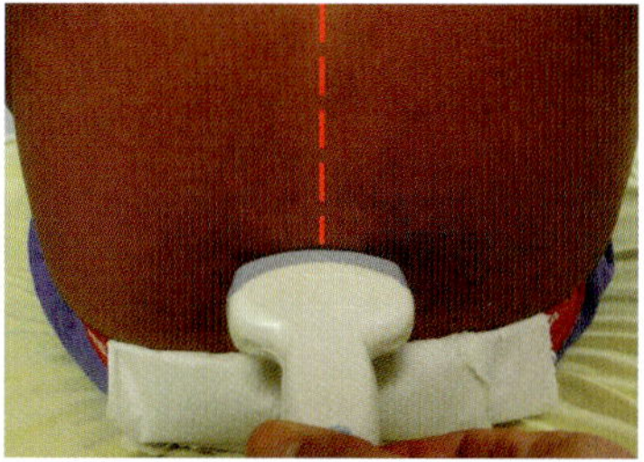

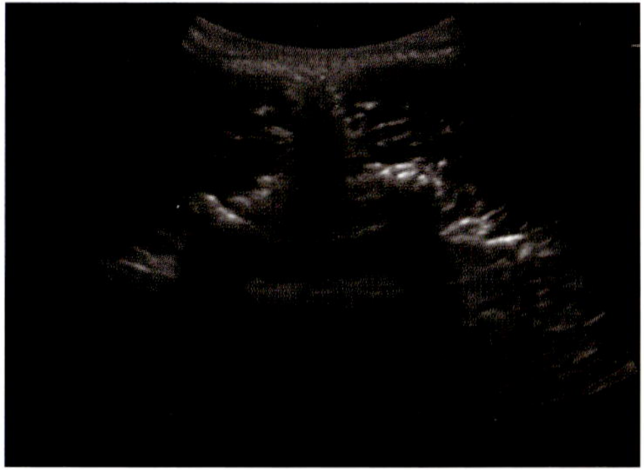

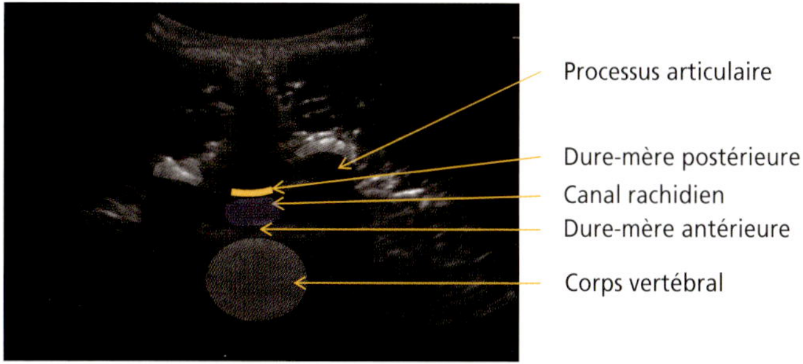

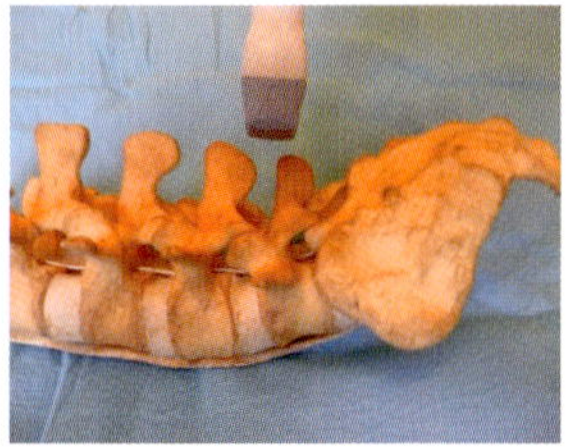

LISTE DES ABRÉVIATIONS

A : artère

ACR : arrêt cardiorespiratoire

AG : anesthésie générale

AL : anesthésique local

ALR : anesthésie locorégionale

BAX : bloc axillaire

BIS : bloc interscalénique

BSC : bloc supraclaviculaire

CF : *Color Flow*

FE : fréquence d'émission

FR : fréquence de réception

IMS : intensité minimale de stimulation

IOT : intubation orotrachéale

KT : cathéter

mA : milli-ampère

MCE : massage cardiaque externe

MHz : mégahertz

ms : millisecondes

NaCl : chlorure de sodium

NS : neurostimulation

PTH : prothèse totale de la hanche

PW : *Pulse Wave* – Doppler pulsé

TAP Bloc : *Transversus Abdominis Plane Block* – bloc dans le plan des muscles transverses de l'abdomen

US : ultrason

V : veine

NOTES

NOTES

NOTES

NOTES

NOTES

NOTES

NOTES

Achevé d'imprimer par Corlet, Imprimeur, S.A. - 14110 Condé-sur-Noireau
N° d'Imprimeur : 168772 - Dépôt légal : février 2015 - *Imprimé en France*